QUE SAIS-JE ?

Les surdités

DANIEL CHARDIN

ISBN 2 13 037439 5

Dépôt légal — 1re édition : 1982, décembre

INTRODUCTION

L'audition constitue l'élément essentiel de la communication. L'aveugle reste en contact avec ses semblables dans un espace restreint mais plein et vivant, le sourd est isolé, en dehors de la société dans un monde silencieux.

Or, le nombre des hypoacousiques dans notre pays peut être évalué à plus de 2 millions sur lesquels 200 000 environ sont des sourds profonds. Un enfant sur 1 000 naît malentendant ou sourd et c'est entre 6 mois et 2 ans que se font le plus facilement les acquisitions neurophysiologiques qui conditionnent le langage. L'audition domine la maîtrise de la parole : l'enfant qui naît sourd restera muet et le nombre des sourds-muets est d'environ 17 000. L'enfant ne parle que par imitation, il a besoin d'entendre parler et de s'entendre parler pour émettre les premiers gazouillis puis les mots de mieux en mieux prononcés après une longue et patiente imitation.

De plus, le langage est le support de l'éveil intellectuel, de la pensée, de l'abstraction. Les possibilités intellectuelles du sourd sont identiques à celles d'un bien-entendant mais demandent à être stimulées par l'audition, la parole, le langage. D'où la nécessité, dès le plus jeune âge, de dépister les troubles auditifs et d'y remédier.

Une déficience auditive apparue plus tardivement après l'acquisition du langage constitue dans la vie sociale, professionnelle et culturelle un handicap sérieux. Le malentendant est exclu des conversations.

Dans la vie familiale, il est tenu en dehors des propos qui font la vie du foyer. Il se plaint que l'on chuchote et les membres de la famille ne peuvent pas toujours hausser le ton de la voix. Le sourd retombe vite dans son isolement et parfois, selon son caractère, s'aigrit, s'isole volontairement, imagine volontiers que l'on se moque de lui car il répond mal à propos, fait rire et, dans son drame, devient un personnage de comédie. Parfois même, il présente des troubles psychiques, surtout si à la surdité se surajoutent des bourdonnements parfois difficilement tolérables.

De plus, l'audition joue un rôle de prévention et de sécurité. Elle avertit des dangers, de la voiture qui arrive, de l'objet qui tombe. Le sourd est privé de cet avertissement.

Dans le travail, l'hypoacousie constitue une gêne considérable à la communication nécessaire dans la plupart des métiers; le sourd est obligé de faire répéter ou interprète mal les ordres ou renseignements qu'il reçoit. Il redoute de ne plus pouvoir accomplir sa tâche, redouble d'attention et ainsi se fatigue.

Dans la vie culturelle, le sourd se trouve privé de bien des satisfactions : les films deviennent muets comme les personnages vivants de sa vie quotidienne.

La télévision ne peut être vue qu'avec sous-titres ou à forte intensité sonore. La musique est souvent exclue, le théâtre, les conférences le sont toujours très rapidement.

Ainsi, le nombre des malentendants, l'importance des conséquences professionnelles, culturelles, psychiques, sociales, familiales, font de la surdité un problème important.

Les progrès depuis la dernière guerre ont été considérables dans l'étude et le traitement des surdités.

La technique électroacoustique a mis au point des appareils d'investigation paraclinique qui permettent un diagnostic plus précis de la lésion en cause et des appareils de prothèse variés, adaptés aux différentes surdités et peu visibles.

Les appareils d'optique grossissant le champ opératoire de 6 à 40 fois autorisent des interventions fines. Les antibiotiques ont permis de juguler bien des infections, causes de surdité et d'effectuer des interventions qu'il était dangereux de faire avant leur utilisation.

Dans ce livre, nous envisagerons successivement après un rappel anatomo-physiologique de l'appareil auditif :

— la classification des surdités ;
— les méthodes utilisées pour en évaluer les caractères et l'importance ;
— les différentes causes de surdité et les traitements que l'on peut leur appliquer.

Nous terminerons par un chapitre particulier sur le dépistage de la surdité chez le nouveau-né et chez l'enfant et la rééducation de l'enfant sourd.

Remerciements au Pr Debain qui a bien voulu superviser la partie clinique, au Dr Moatti pour la surdité infantile, au Pr Portmann, pour son remarquable livre.

Chapitre Premier

ANATOMIE DE L'OREILLE ET PHYSIOLOGIE DE L'AUDITION

Entendre, c'est percevoir les sons. Un son est l'ébranlement vibratoire du milieu ambiant, l'air le plus souvent. La fréquence par seconde de la vibration définit la hauteur du son. L'unité en est le hertz (Hz) : une vibration par seconde.

Les sons aigus ont une fréquence élevée mais au-dessus de 16 000 à 20 000 Hz, nous ne percevons plus ces ultrasons encore perçus par les chiens, les chauves-souris et les cétacés. Les sons graves au-dessous de 20 Hz sont perçus comme un battement et comme une sensation tactile si le vibrateur est en contact avec la peau.

L'audition de la parole n'utilise les fréquences qu'entre 300 et 4 000 Hz, fréquences dites conversationnelles, zone où l'oreille est le plus sensible.

1. **Description de l'appareil auditif.** — L'appareil auditif comprend l'oreille, le nerf auditif, les noyaux, les voies auditives centrales et leurs projections corticales.

A) *L'oreille.* — C'est à la fois l'organe périphérique de l'audition et de l'équilibration : seule la première fonction nous intéresse ici, mais nous verrons au cours de cette étude qu'elle est étroitement liée à la seconde.

C'est un organe pair, symétrique, situé dans la pyramide pétreuse de l'os temporal et constitué par trois parties différentes ayant chacune un rôle propre dans la physiologie de l'audition.

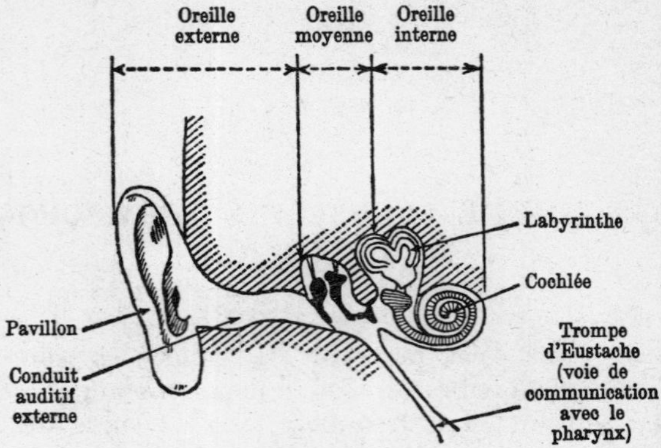

Fig. 1

a) *L'oreille externe* qui reçoit les ondes sonores comprend : le pavillon de l'oreille jouant classiquement le rôle d'un cornet acoustique et le conduit auditif externe servant de cavité de résonance ; long de 25 mm, large de 8 mm, à peu près cylindrique, il s'enfonce obliquement dans l'os temporal et est obturé en dedans par la membrane du tympan qui le sépare de l'oreille moyenne.

b) *L'oreille moyenne,* ou caisse du tympan, est une cavité de forme cubique, remplie d'air, chargée d'assurer la transmission des ondes sonores à l'oreille interne.

Elle est limitée en dehors par le tympan : membrane élastique extrêmement mince : un dixième de millimètre, mais très résistante, concave en dehors ; son diamètre vertical est d'environ 1 cm.

Dans cette caisse du tympan se trouvent trois petits osselets très délicatement articulés entre eux, qui sont de l'extérieur à l'intérieur : le *marteau* dont la grande apophyse, ou manche, est solidement insérée dans la membrane du tympan, ce qui le rend étroitement solidaire de ce dernier ; l'*enclume* sur laquelle repose la tête du marteau. Son prolongement inférieur se termine par un renflement : apophyse lenticulaire, qui s'articule avec le troisième osselet : l'*étrier.* Ils sont ainsi appelés tous trois à cause de leur analogie morphologique avec les objets dont ils portent le nom. Leur suspension est telle qu'ils constituent un système oscillant autour d'un axe antéro-postérieur constitué par deux ligaments : le ligament antérieur du marteau et le ligament postérieur de l'enclume. D'inertie très faible, cet ensemble est mis en mouvement par chaque vibration de pression exercée sur le tympan aussi faible soit-elle. C'est ainsi que les vibrations se transmettent dans l'oreille moyenne ; elles parviennent ensuite à l'oreille interne à travers une ouverture de la paroi osseuse interne de la caisse, la *fenêtre ovale ;* en effet, la platine de l'étrier, élément le plus interne de la chaîne ossiculaire, obture cette fenêtre par l'intermédiaire d'un *ligament annulaire,* et joue à son niveau comme un piston dans un tube cylindrique.

A ce système ossiculaire sont annexés deux muscles s'insérant l'un sur le col du marteau, muscle du marteau, l'autre près de la tête de l'étrier, muscle de l'étrier. Par leur contraction ou leur relâchement, ils peuvent modifier le jeu du système en lui conférant une certaine rigidité ou au contraire une plus grande laxité ; leur fonctionnement est réflexe.

L'aération de la caisse du tympan est assurée par un conduit ostéo-cartilagineux qui s'ouvre sur sa paroi antérieure et la fait communiquer avec le pharynx : c'est la *trompe d'Eustache* dont le rôle est très important pour l'audition, car c'est elle qui doit maintenir constante la pression intérieure permettant ainsi le libre jeu du système tympano-ossiculaire. Normalement fermée à l'état

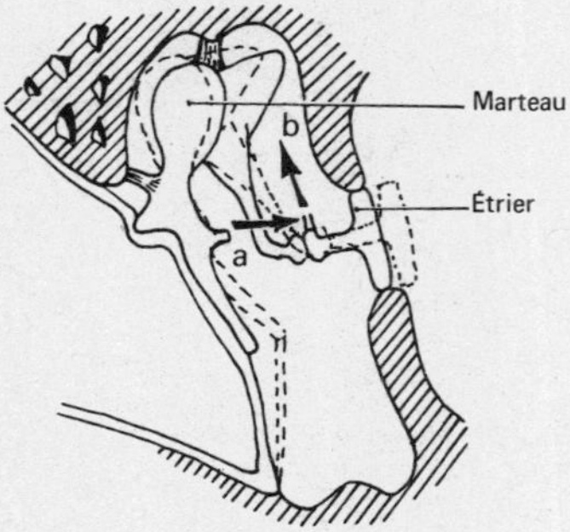

Fig. 2 — Rôle des muscles.

Le *muscle du marteau* agissant dans le sens de la flèche (*a*) enfonce l'étrier dans la fenêtre ovale.
Le *muscle de l'étrier* tirant en arrière dans le sens de la flèche (*b*) attire l'étrier en dehors de la fenêtre ovale.
La contraction simultanée des deux muscles provoque une augmentation de la rigidité du système tympano-ossiculaire.

de repos, la trompe s'entrouvre lors des mouvements de déglutition qui se produisent inconsciemment toutes les minutes et par surcroît lors de l'alimentation, du mouchage, des bâillements. C'est ainsi que les pressions s'égalisent de part et d'autre de la membrane tympanique.

En arrière, la caisse du tympan communique par une partie rétrécie, l'*aditus,* avec d'autres cavités plus ou moins grandes selon les sujets : *antre* et *cellules mastoïdiennes.* Celles-ci ont théoriquement le rôle de cavités de résonance, mais elles sont surtout connues pour leur infection possible au cours des suppurations de l'oreille (antrite, mastoïdite).

c) *L'oreille interne* comprend deux parties distinctes anatomiquement et physiologiquement : la cochlée ou limaçon en avant, le *système vestibulo-semi-circulaire* en arrière ; et des conduits acessoires : *aqueduc du vestibule, aqueduc du limaçon.*

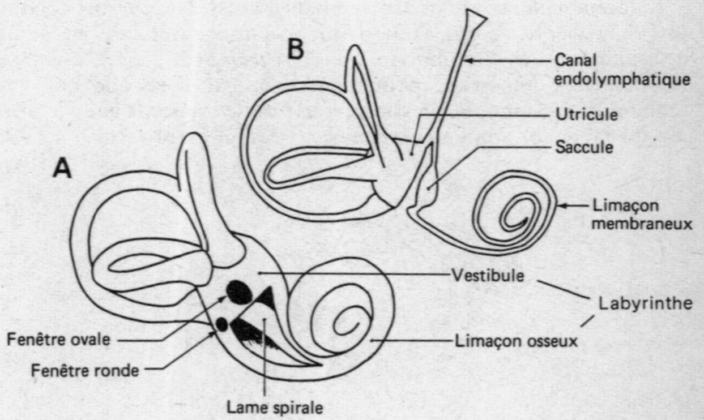

Fig. 3

A, le labyrinthe osseux, ouvert pour montrer les 2 rampes séparées par la lame spirale ; B, labyrinthe membraneux.

Cet ensemble de cavités osseuses est rempli de liquide d'une composition chimique très particulière : liquides périlabyrinthiques, dans lesquels baigne le labyrinthe membraneux qui est l'organe sensoriel à proprement parler, bien protégé par son enveloppe osseuse dont il épouse à peu près tous les détails anatomiques.

— La *cochlée,* seule, nous intéresse ici, la partie antérieure de l'oreille interne spécialement affectée à la fonction auditive : c'est la cochlée ou limaçon osseux qui, comme un fin coquillage, est formée par l'enroulement d'un tube osseux (2 tours et demi) sur une tige creuse appelée *columelle,* où se logent le nerf auditif et son renflement ganglionnaire : *le ganglion spiral de Corti.*

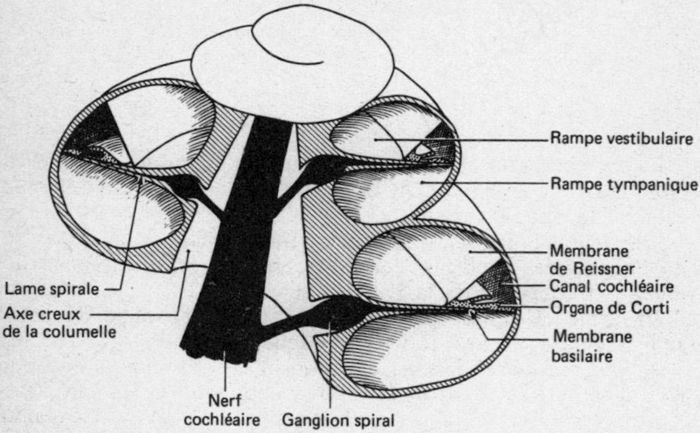

Fig. 4. — Schéma de l'ensemble de la cochlée, les deux tours inférieurs sectionnés suivant l'axe de la columelle. En hachures, les surfaces osseuses sectionnées ; nerfs et ganglions en noir.

Ce tube osseux spiral est divisé en deux rampes par une cloison, osseuse dans sa partie axiale, *lame spirale,* et membraneuse dans sa partie distale, *membrane basilaire.* A l'extrême sommet du limaçon cependant, un orifice, l'*hélicotrème,* permet aux deux rampes de communiquer entre elles.

Chacune d'elles par ailleurs est en rapport direct avec la caisse du tympan grâce à deux orifices ménagés sur la paroi osseuse intermédiaire : la fenêtre ovale — vue précédemment — fermée par la platine de l'étrier s'ouvre dans la rampe vestibulaire ; c'est, si l'on peut dire, la porte d'entrée de la cochlée aux vibrations. La fenêtre ronde sous-jacente à la précédente correspond à la rampe tympanique ; elle est obturée par une très fine membrane élastique, le tympan secondaire ; c'est à son niveau que se décomprime le liquide labyrinthique qui comme tout liquide est incompressible, chaque fois que l'étrier exerce une poussée en s'enfonçant dans la fenêtre ovale.

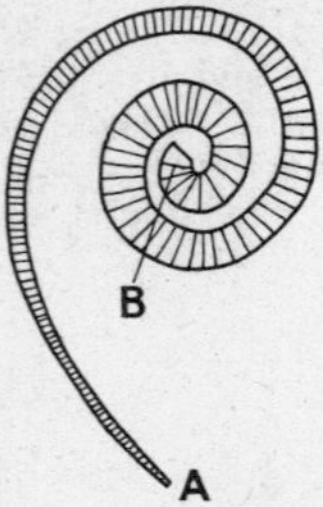

Fig. 5. — Schéma de la membrane basilaire, de la base (A) à l'apex (B) de la cochlée.

(D'après Stuhlman, *An Introduction to Biophysics*, John Wiley and Sons), New York.

La membrane basilaire a une longueur de 32 mm. Sa largeur croît de 0,04 à la base à 0,36 au sommet alors que la lame spirale osseuse diminue.

Elle contient des fibres élastiques transversales au nombre de 24 000 insérées en dehors sur le ligament spiral qui, lui aussi, diminue d'épaisseur de la base au sommet.

De même, de la base au sommet, la rampe tympanique diminue et la rampe cochléaire endolymphatique augmente.

— Le *limaçon membraneux* repose sur la membrane basilaire ; il est d'autre part, séparé de la rampe vestibulaire par la membrane de Reissner. C'est un fin canalicule, enroulé, de section triangulaire de structure très complexe.

A la partie centrale de sa base d'implantation sur la membrane basilaire, son épithélium subit une haute différenciation cellulaire et constitue un renflement qui est l'*organe de Corti*.

Très schématiquement, celui-ci présente à décrire différentes formations :

— Au centre les piliers de Corti formant environ 5 000 arcades de Corti délimitent le *tunnel de Corti*.

— De part et d'autre de celui-ci des cellules de soutien, cellules de Deiters, qui donnent assise aux *cellules sensorielles* proprement dites très caractéristiques par leur plateau, munies de cils, de 50 à 100 selon le type. Il en existe une seule rangée en dedans du tunnel de Corti : cellules ciliées internes, 3 500 au total, et 3 à 4 rangées en dehors de celui-ci : cellules ciliées externes : 20 000 environ.

Au contact de la base de ces cellules ciliées se terminent les ramifications du nerf cochléaire, 30 000 fibres environ. C'est donc à ce niveau que se produit la transformation des vibrations jusque-là transmises mécaniquement, en influx neurosensoriel, phénomène qui garde encore son mystère presque entier.

— La *membrane tectoriale* recouvre l'organe de Corti. Elle s'insère à la face supérieure de la lame spirale en dedans et

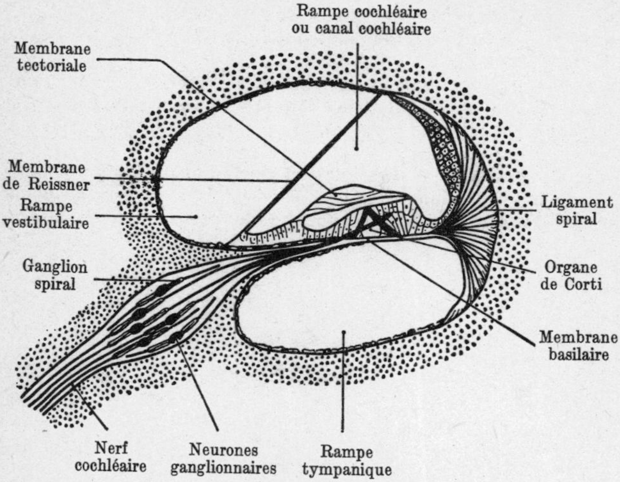

Fig. 6. — Section d'un tour de la cochlée

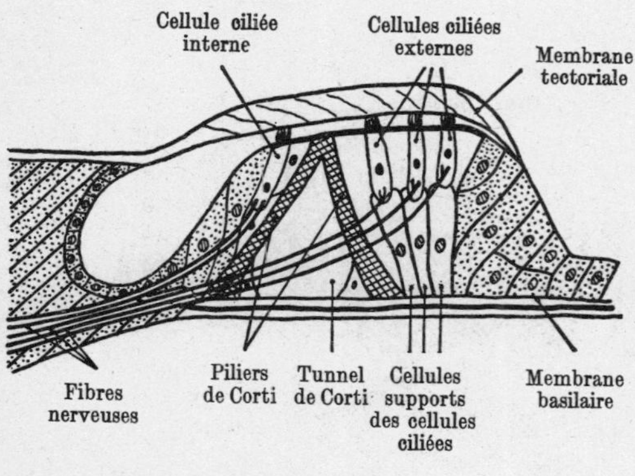

Fig. 7. — Schéma de l'organe de Corti
(section transversale du canal cochléaire)

contracte des rapports très étroits avec les cellules ciliées internes et externes qui la pénètrent par leurs cils. Son rôle semble capital dans le phénomène auditif de ce fait.

L'ensemble du limaçon membraneux renferme l'endolymphe, riche en K (potassium) liquide différent de la périlymphe pauvre en K et dont il est totalement isolé.

B) *Nerf auditif.* — Les influx nerveux qui prennent naissance au contact des cellules auditives sont conduits au cerveau par le nerf cochléaire, lequel, étroitement uni au nerf vestibulaire attaché

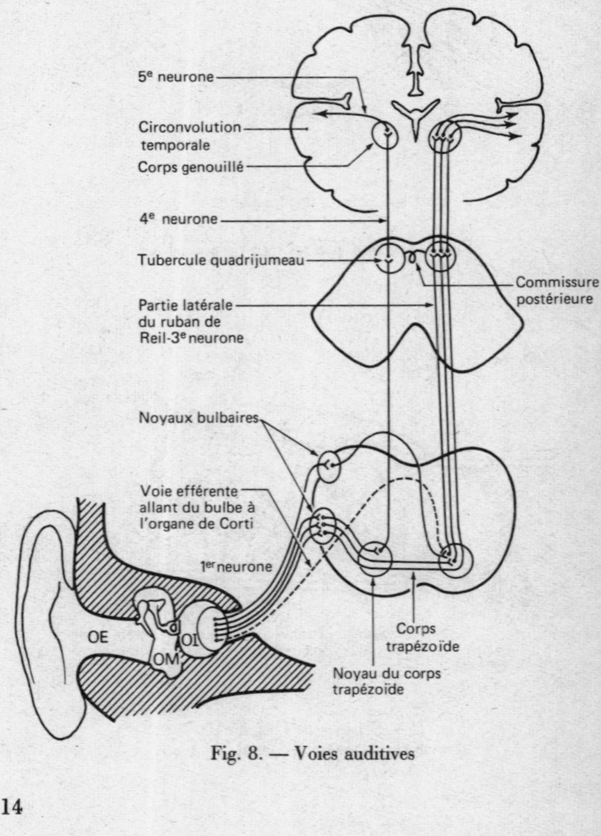

Fig. 8. — Voies auditives

à la fonction du même nom, constitue avec lui le *nerf auditif* ou huitième paire crânienne.

Chaque fibre de cette portion cochléaire a donc, comme nous l'avons vu, ses terminaisons périphériques au contact de la base des cellules ciliées ; son corps cellulaire se trouve dans le ganglion de Corti (l'homologue des ganglions rachidiens) que loge la columelle, et son axone se termine dans le bulbe au niveau des *noyaux bulbaires.*

Une fois constitué, ce nerf cochléaire quitte le massif pétreux par le conduit auditif interne qui correspond à la base de la columelle. Il chemine alors, intimement accolé au vestibulaire au nerf facial et à l'intermédiaire de Wrisberg, formant avec ceux-ci le paquet acoustico-facial, dans un espace libre endo-crânien (espace pontocérébelleux) pendant 2 à 3 cm, avant de pénétrer dans le bulbe.

C) *Noyaux et relais des voies auditives centrales.* — Le premier relais est bulbaire : deux noyaux bulbaires dorsal et ventral renferment les deuxièmes cellules de la voie auditive.

De là, partent des fibres, qui, soit directes, soit croisées, montent dans l'axe cérébral par les rubans de Reil médian et latéral. Pour la simplicité de l'exposé, nous nous contenterons de donner le schéma de ces voies auditives centrales, de leur relais et de leurs projections corticales.

A côté de ces fibres afférentes, il existe des fibres auditives efférentes qui prennent naissance dans le tronc cérébral, se terminent dans l'organe de Corti au niveau des cellules ciliées externes. Pour certains, ces fibres seraient d'origine parasympathique.

D) *Aires auditives corticales.* — Les fibres de la voie cochléaire centrale se terminent dans la *circonvolution transverse* de Heschl située à la face supérieure du lobe temporal ; c'est l'aire primaire ou aire 41. Autour de cette *aire primaire,* existent deux aires para-auditives, aire 42 et 22 (ou *aires secondaire et tertiaire*).

2. **La physiologie de l'audition** comprend successivement :

1) la transmission de mouvements vibratoires ;
2) la transformation des mouvements vibratoires en influx sensoriel ;
3) l'identification de ce phénomène en sensation auditive.

A) *La transmission de mouvements vibratoires.* — Les ondes sonores collectées par la conque atteignent par le conduit auditif externe le tympan et le font vibrer. La chaîne ossiculaire est en équilibre mécanique autour de son axe antéro-postérieur, la tête du marteau et l'enclume équilibrant par leur masse au-dessus de l'axe les longues apophyses inférieures du marteau et de l'enclume.

L'apophyse lenticulaire de l'enclume entraîne l'étrier qui s'enfonce plus ou moins dans la fenêtre ovale. Le mouvement de l'étrier est en amplitudes légèrement inférieur à celui du tympan. Le rapport de la surface du tympan à la surface de la fenêtre ovale assure une amplification de pression. En effet, les forces appliquées sur la grande surface du tympan (55 mm^2) sont multipliées par 20 sur la surface plus petite de la fenêtre ovale (2 à 3 mm^2).

La chaîne ossiculaire engendre donc à ce niveau une augmentation de la pression acoustique exercée par l'étrier sur le liquide périlymphatique. Ce mécanisme a pour effet de compenser la perte de l'énergie acoustique due au passage du milieu aérien au milieu liquide.

Les mouvements de la platine de l'étrier dans la fenêtre ovale entraînent un déplacement liquidien périlymphatique dans la rampe vestibulaire puis par l'hélicotrème dans la rampe tympanique. La décompression du liquide, incompressible comme tout liquide, se fait au niveau de la fenêtre ronde. Ces déplacements liquidiens sont d'un ordre infiniment petit (10^{-9} cm).

L'onde sonore empruntant la voie du système ossiculaire pour parvenir à l'oreille interne, la fenêtre ovale et la fenêtre ronde se trouvent toujours en opposition de phase : à chaque dépression de la première corespond un bombement de la seconde. En l'absence de la chaîne des osselets, comme cela se rencontre dans certains cas pathologiques, les deux fenêtres reçoivent en même temps l'onde sonore. Il s'ensuit des phénomènes d'interférence qui gênent les mouvements liquidiens normaux et perturbent l'audition.

Ce bloc oscillant fonctionne comme un tout lorsque les sons ont une faible intensité ; au contraire, lorsqu'ils sont intenses les différentes articulations intermédiaires peuvent absorber une certaine partie de l'énergie et ainsi protègent l'oreille interne contre les traumatismes sonores.

La contraction réflexe des deux muscles de l'étrier et du marteau, quoique apparemment antagonistes, a le même but en augmentant la rigidité du bloc oscillant. Inversement, leur relâchement permet une certaine accommodation qui jouerait pour la discrimination fine.

Il est donc dévolu au bloc tympano-ossiculaire un rôle multiple : transmettre en les amplifiant les ondes sonores, introduire une différence de phase entre les deux ouvertures de la capsule labyrinthique, protéger dans certains cas l'oreille interne.

B) *Au niveau de l'oreille interne*, les déplacements du liquide périlymphatique dus au mouvement des fenêtres entraînent une mobilisation de la membrane basilaire. Celle-ci est parcourue d'une « onde propagée » qui présente trois particularités : elle naît à la base de la cochlée, se déplace de la base vers l'apex, la position maxima de déplacement dépend de la fréquence du son : près de l'apex pour les fréquences graves, près de la base pour les aiguës — et s'amortit rapidement après ce déplacement maximum. Les mouvements des cellules ciliées sont provoqués par les déplacements de la membrane basilaire. Les cils sont maintenus rigides à leur base par une lame réticulaire et sont solidaires de la membrane tectoriale dans la face inférieure de laquelle s'inscruste leur extrémité supérieure. Quand la membrane basilaire oscille, l'ensemble formé par le tunnel de Corti et la lame réticulaire tourne autour d'un axe situé en A et la membrane tectoriale autour d'un axe situé en B. Il en résulte un glissement de ces deux formations l'une par rapport à l'autre et une inclinaison des cils soumis à un effet de cisaillement (fig. 10 et 11).

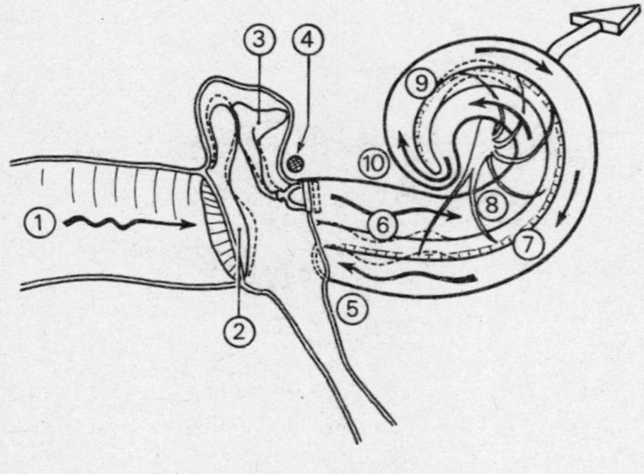

Fig. 9

(1), les vibrations sonores sont renforcées par le CAE. (2), le tympan vibre, entraînant les (3) osselets dans la caisse du tympan. (4), la platine de l'étrier s'enfonce dans la fenêtre ovale et transmet les vibrations au liquide périlymphatique de la rampe vestibulaire. (5), le tympan secondaire de la fenêtre ronde vibre en opposition de phase avec la platine. (6), les fréquences hautes (aigus) font vibrer la membrane basilaire au niveau de la base de la cochlée. (7), les cellules de Corti (sensorielles) transforment les vibrations mécaniques en potentiels électriques (8), qui sont transmis aux centres par le nerf auditif. (9), les fréquences basses (graves) agissent sur la partie haute de la cochlée. (10), les ondes cheminent ensuite dans la rampe tympanique en passant par l'hélicotréma au sommet de la cochlée.

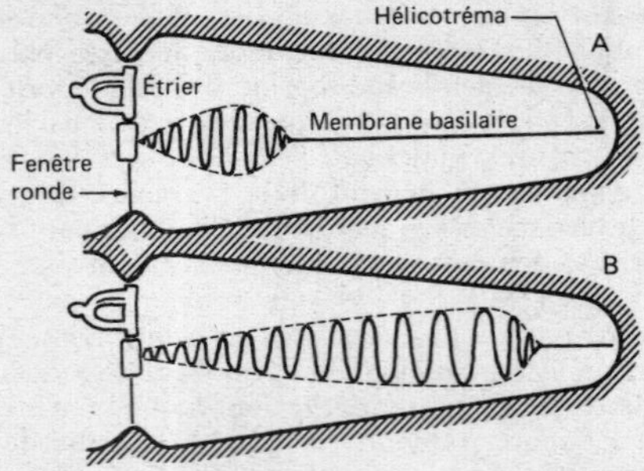

Fig. 10. — Phénomènes vibratoires au niveau de la membrane basilaire.

A, pour une fréquence aiguë : la membrane basilaire ne vibre que dans une petite portion, spécifique de la fréquence.
B, pour une fréquence grave : la membrane basilaire vibre sur une grande partie de son étendue, depuis la région des fenêtres jusqu'à une zone spécifique de la fréquence.

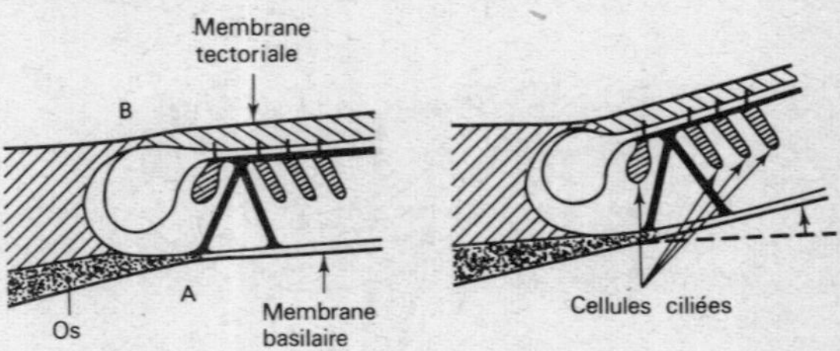

Fig. 11. — Déformations des cils des cellules auditives de l'organe de Corti au cours des vibrations.

(D'après H. Davis, *in* G. L. Rasmussen et W. F. Windle, *Neural mechanisms of the auditory and vastibular systems*, Springfield, USA, Charles C. Thomas).

Les oscillations du canal cochléaire aboutissent ainsi aux vibrations des cils des cellules sensorielles. C'est là le phénomène mécanique fondamental de l'audition : les vibrations mettent en mouvement la membrane basilaire et entraînent une vibration alternative des cils des cellules sensorielles.

C) *Le nerf auditif* est constitué de 40 000 fibres nerveuses environ qui coiffent la base des cellules ciliées, internes et externes.

Le nerf est déroulé comme un éventail en spirale. Pour un son pur, une seule fibre schématiquement va être mise en action — pour un son complexe, plusieurs fibres. Pour une intensité faible les « influx ou spikes »sont peu nombreux. Ils augmentent jusqu'à 1 000 par seconde quand l'intensité augmente mais les fibres nerveuses ne peuvent émettre plus d'influx par seconde. Quand l'intensité augmente encore, les fibres voisines entrent en jeu même si elles ne correspondent pas exactement à la fréquence incitatrice. La spécificité de la perception diminue alors.

3. **Electrophysiologie de l'oreille interne.** — A) La transformation de ce phénomène mécanique vibratoire en influx neurosensoriel reste obscur.

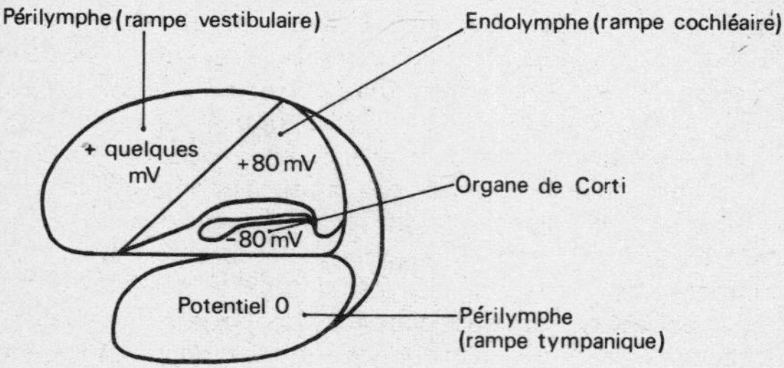

Fig. 12. — Répartition des potentiels électriques dans la cochlée.

Il existe à l'intérieur du canal cochléaire un pool électrique et une différence de potentiel entre endolymphe à + 80 µV et cortilymphe à − 80µV dans le canal de Corti : différence de potentiel due en partie à la teneur inverse en potassium et sodium des deux liquides.

Par ailleurs, *un potentiel microphonique* est obtenu en plaçant une électrode sur la cochlée, la fenêtre ronde ou le nerf cochléaire (phénomène de Wever et Bray) : on peut voir sur un écran cathodique des oscillations reproduisant l'image du son entendu à l'oreille, et même avec un montage d'amplification, reproduire avec un haut-parleur la voix émise à l'oreille (ces variations de potentiel sont de l'ordre de millionième de volt).

Il serait dû à la modulation du pool bioélectrique par la déformation des cils ou cellules ciliées par la membrane tectoria. Il se produit par l'intermédiaire de l'organe de Corti et disparaît avec la destruction de celui-ci.

Le *potentiel d'action du nerf* ou influx nerveux auditif naît à la base des cellules ciliées au niveau des synapses des terminaisons nerveuses du nerf cochléaire.

La transformation du microphonique cochléaire en influx nerveux reste encore obscure. Peut-être est-ce grâce à des médiateurs chimiques apparaissant à la base des cellules ciliées, médiateurs favorisés par un potentiel de sommation.

B) L'influx nerveux encore appelé potentiel d'action ou Spike, est transmis au cerveau depuis la cochlée par le nerf auditif à une vitesse de 80 m/s sous forme d'un code traduisant l'intensité et la fréquence.

La fréquence : pour un son pur de fréquence grave ou moyenne, la fréquence du potentiel d'action est identique à celle du son jusqu'à 3 000 Hz.

L'intensité met en jeu une augmentation des fibres activées. Les fibres voisines de celles caractérisant la fréquence s'associant à l'activité de celle-ci, elle-même augmentée. En somme, le codage de la fréquence et de l'intensité est fonction de la répartition des influx nerveux dans l'espace (sur le nombre de fibres du nerf) et dans le temps (par le nombre des influx sur chaque fibre).

Dans les noyaux cochléaires, les neurones sont disposés en ordre pour les fréquences aiguës et graves, le nombre de noyaux activés augmentant avec l'intensité du son comme le nombre de fibres.

Mais le message auditif devient de plus en plus complexe dans l'identification de la fréquence et de l'intensité à mesure qu'on se rapproche du cerveau.

Temps cortical. Perception. Identification. — On a pu retrouver chez l'animal : chien, chat, au niveau de l'aire corticale primaire, une représentation point par point de la cochlée, chaque zone corticale étant affectée à la perception d'une fréquence bien définie ; il existe donc une véritable carte tonale du cortex comme il existe une carte tonale de la cochlée.

Du fait de la bilatéralité des voies, chaque cochlée se projette sur les deux cortex auditifs et de façon symétrique, semble-t-il. Certains auteurs admettent cependant une légère prédominance controlatérale. Dans tous les cas, la notion d'hémisphère dominant n'intervient pas pour le cortex auditif.

Ceci explique que l'audition ne soit pas ou peu perturbée après destruction des aires auditives d'un seul côté. Seule l'ablation ou la destruction bilatérale crée une surdité, qui cependant n'est pas totale et rétrocède partiellement (peut-être par suppléance des centres sous-corticaux).

Par analogie avec les autres centres de projection corticale, on admet que les aires para-auditives jouent un rôle dans l'identification de la perception.

L'aire auditive 41 de Brodmann correspondrait à la projection corticale des segments de la cochlée. La destruction de l'aire 41 d'un côté entraîne une surdité partielle bilatérale, surtout controlatérale. L'aire 41 constitue la zone d'enregistrement des sons.

L'aire 42 serait une zone de perception des sons permettant l'identification des mots.

L'aire 22 joue un rôle capital dans la compréhension. La destruction bilatérale entraîne une surdité verbale caractérisée par la perte de la signification du langage.

Les fibres efférentes exercent sans doute une action inhibitrice et trophique au niveau de l'organe de Corti.

CHAPITRE II

CLASSIFICATION DES SURDITES ET MESURE DE L'HYPOACOUSIE

Anatomiquement et physiologiquement, il existe donc deux appareils qui constituent l'organe de l'audition : un appareil de transmission qui est formé par le conduit auditif externe et l'oreille moyenne, tympan, osselets et fenêtres, et un appareil de perception qui est constitué par la cochlée, le nerf auditif, les centres nerveux.

Il existe ainsi deux types fondamentaux de surdité :

1) *La surdité de transmission*, due à une atteinte des organes de transmission : conduit auditif externe et surtout, oreille moyenne, qu'il s'agisse du tympan, des osselets, des fenêtres. L'organe de Corti, qui est la partie neurosensorielle de l'oreille, étant intact.

2) *Dans les surdités de perception*, la transmission se fait normalement mais la perception des sons par l'organe neurosensoriel est défectueuse. Il s'agit, le plus souvent, d'une atteinte de l'organe de Corti, de la cochlée : ce sont les surdités cochléaires, les plus fréquemment rencontrées.

Beaucoup plus rarement, il s'agit de surdité par atteinte du nerf, ce sont les surdités radiculaires, et plus rarement encore de surdités par atteinte des noyaux, des voies ou des centres auditifs, ce sont les surdités centrales.

3) A ces deux formes de surdités particulièrement tranchées, de perception et de transmission, il faut

ajouter une troisième forme de surdité : *les surdités mixtes* dans lesquelles les deux mécanismes entrent en jeu.

Il s'agit le plus souvent du retentissement sur la cochlée d'une infection, inflammation ou dysplasie osseuse de la caisse du tympan. L'organe de perception est alors atteint lorsque la lésion évolue depuis longtemps et ces surdités *mixtes* présentent une atteinte à la fois de la transmission et de la perception, avec une prédominance de l'une ou de l'autre des deux fonctions.

Dans les surdités pures, de transmission ou de perception, les caractéristiques de la surdité sont assez différentes pour que par le seul interrogatoire, on puisse parfois soupçonner le siège de la cause de la surdité. Ceci est beaucoup moins vrai pour les surdités mixtes qui empruntent à l'une et à l'autre des formes pures, leurs caractéristiques.

Dans les *surdités de transmission*, la cochlée et les voies nerveuses sont intactes ; c'est la transmission qui ne se fait pas ; la conduction aérienne est alors mauvaise mais la conduction directement à la cochlée par la voie osseuse est bonne, la source sonore étant appliquée sur l'os.

Ce sont surtout les sons graves qui sont atteints et, dans la conversation, les voix d'hommes au timbre grave sont moins bien perçues que les voix d'enfants ou de femmes.

Dans le bruit, la voix d'un interlocuteur est mieux perçue que dans le silence. En effet, le bruit de fond constitué par exemple par le bruit du métro ou du train est surtout fait de fréquences graves qui ne sont pas ou peu perçues par le sourd et ce bruit de fond oblige involontairement l'interlocuteur à augmenter sa puissance vocale.

Il s'ensuit que la voix de l'interlocuteur est plus

forte, le bruit de fond peu important et que le sourd de transmission entend mieux dans le bruit que dans le silence ; ce phénomène assez particulier est appelé *paracousie de Willis.*

D'autre part, la conduction osseuse étant bonne puisque faisant parvenir directement, sans l'appareil de transmission, les sons à l'oreille interne qui est bonne, la voie osseuse est normale et, de ce fait, un écouteur téléphonique placé sur la mastoïde, ou appliquant fortement le pavillon de l'oreille sur la mastoïde, permet d'entendre bien au téléphone.

La cochlée étant normale, les bruits émis par le sujet sont trop fortement perçus. Il entend la résonance de sa propre voix et souvent parle à voix faible ou même à voix basse chuchotée, étant peu compréhensible pour ceux qui l'écoutent.

De même, le bruit de la mastication est trop entendu par le sujet sourd de transmission et il est obligé de s'interrompre de manger pour écouter ceux qui lui parlent. C'est le phénomène de l'*autophonie :* il s'entend lui-même.

Mais, du fait qu'il s'entend bien parler, même dans les surdités profondes de transmission, l'émission de sa voix est modulée, timbrée comme celle d'un bien-entendant.

Dans les surdités de transmission par ailleurs, il existe souvent des bourdonnements d'oreille ou « *acouphènes* » qui sont le plus souvent de tonalité basse dans cette forme de surdité : bruits de moteur, bruits de vent, de « coquillage ».

Dans les *surdités de perception,* les caractéristiques sont assez souvent inverses. Ce sont les sons aigus qui sont ici les plus mal perçus et ce sont les voix féminines ou d'enfants que l'hypoacousique de perception entend le plus mal. De même, les sonneries de téléphone, de porte, la montre sont mal perçus. Et ici, contrairement à la surdité de transmission, les bruits ambiants, les bruits de fond rendent la compréhension plus difficile que dans le silence.

C'est à la table de famille, lors d'une réunion ou dans une salle de conférence bruyante, que le sujet commence à s'apercevoir qu'il entend mal. Le bruit ambiant et particulièrement les sons graves qui le composent sont en effet parfaitement entendus par la cochlée, les sons aigus ne l'étant plus.

Il s'ensuit que le sujet entend mais ne comprend pas. En effet, les consonnes, surtout les sifflantes qui sont faites de sons aigus ne sont pas perçues et le sujet entend bien qu'on lui parle mais ne perçoit qu'une série de voyelles et ne réalise pas le sens de la conversation.

D'autre part, dans les surdités de perception profondes, le sujet s'entend mal parler et, de ce fait, sa voix devient monotone, monocorde, peu timbrée et peu modulée. Il a tendance à parler fort.

Enfin, dans les surdités de perception, s'ajoutent assez souvent des sifflements qui sont cette fois des acouphènes de timbre aigu et souvent, dans la gamme des fréquences qui sont le moins bien perçues à l'audition par le sujet.

Mais, plus que les caractères subjectifs des surdités, c'est l'étude clinique et instrumentale qui va permettre de les ranger dans l'une des trois catégories, transmission, perception ou mixte et d'en évaluer l'importance, ce que nous allons voir dans le chapitre suivant.

Pour classer les surdités, il faut en rechercher les caractères et pratiquer l'examen acoumétrique et audiométrique.

L'examen acoumétrique, méthode classique, se fait à la voix et aux diapasons.

L'examen audiométrique, plus récent, nécessite un appareil : l'audiomètre.

L'examen acoumétrique a une valeur uniquement qualitative de classification des surdités en transmission ou perception mais permet moins bien d'en apprécier l'importance et ne permet pas, en tout cas de la chiffrer.

L'audiométrie affine l'élément qualitatif qu'apportait l'acoumétrie mais surtout permet de chiffrer la perte auditive par voie aérienne et par voie osseuse.

I. — Acoumétrie vocale

L'acoumétrie vocale est simple à réaliser. La voix chuchotée, dans une pièce relativement insonore, doit être entendue à 5 m. Le sujet est placé perpendiculairement à l'examinateur, l'oreille opposée obturée par pression sur le tragus. Si la voix chuchotée n'est pas perçue, la voix haute est émise en puissance faible, moyenne, puis en voix forte. Si celle-ci n'est pas perçue, l'examinateur se rapproche du sujet et l'oreille opposée à l'oreille examinée est éliminée en frottant fortement le tragus sur l'oreille dans une sorte de vibrato qui permet d'annuler avec certitude l'audition par cette oreille. Les sons prononcés sont généralement des nombres, les graves étudiés surtout en prononçant par exemple douze, ou trente et les aigus six ou cent.

II. — Acoumétrie instrumentale

L'examen aux diapasons demande une série de diapasons dans la série des *ut*, 128, 256, 512, 1 024, 2 048, 4 096, auxquels ont peut adjoindre le 435 qui est le *la* 3 des musiciens.

Le diapason est mis en vibration, par percussion en le laissant tomber latéralement sur un objet mousse ou sur le genou, la rotule par exemple, ou le bord interne de la main.

Pour étudier la conduction aérienne, les branches sont mises au voisinage et perpendiculairement au tragus à 1 ou 2 cm et, pour étudier la conduction osseuse, c'est le pied du diapason qui est placé sur la mastoïde ou le vertex, c'est-à-dire le sommet du crâne.

1. **Epreuve de Schwabach.** — Les vibrations ne peuvent être appréciées que par comparaison avec l'examinateur supposé normal. C'est ainsi que, par l'épreuve de Schwabach, on peut apprécier la conduction osseuse. Lorsque le sujet n'entend plus le diapason placé sur la mastoïde, si l'examinateur l'entend encore, la conduction osseuse est diminuée.

2. **Epreuve de Bing.** — De l'épreuve de Schwabach dérive l'épreuve de Bing, qui est la mesure de la conduction osseuse absolue : si on obture le conduit à la fin de l'épreuve de Schwabach, dans une oreille normale ou dans une surdité de perception, le son est à nouveau entendu. Dans une surdité de transmission, celui-ci est très peu réentendu ou ne l'est pas du tout.

3. **Epreuve de Weber.** — L'épreuve de Weber consiste à mettre le pied du diapason sur le vertex, ou sommet du crâne, sur la ligne médiane. Chez le sujet normal, il n'y a pas de latéralisation mais si la surdité est unilatérale ou prédominant d'un côté le son peut être perçu d'un côté. Il est perçu du côté le plus sourd s'il s'agit d'une surdité de transmission, du côté sain ou le meilleur s'il s'agit d'une surdité de perception.

4. **L'épreuve de Rinné.** — L'épreuve de Rinné compare l'audition osseuse et l'audition aérienne d'une oreille : chez le sujet normal ou dans les surdités de perception, le diapason n'est plus perçu par voie osseuse, alors qu'il l'est encore par voie aérienne pendant 30 s environ : le Rinné est dit positif. Lorsqu'il s'agit d'une surdité de transmission, l'audition aérienne disparaît la première et devient inférieure à l'audition par voie osseuse qui persiste plus longtemps : le Rinné est dit négatif.

Cependant, dans les surdités de perception unilatérales importantes, le Rinné peut paraître négatif et faire croire à une surdité de transmission. En effet, quand l'audition aérienne n'est plus entendue par l'oreille malade, la conduction osseuse peut encore être perçue mais elle l'est par l'oreille saine du fait de la transmission transcrânienne des sons par voie osseuse. C'est la cochlée opposée qui entend. Il s'agit d'un faux Rinné négatif. Il est nécessaire d'éliminer la perception de l'oreille saine en l'assourdissant pour que le Rinné soit reconnu comme positif.

Ainsi, au terme de cet examen, dans les surdités de transmission, la conduction osseuse ou Schwabach est conservée, l'épreuve de Bing est négative, l'épreuve de Weber est latéralisée à l'oreille la moins bonne, l'épreuve de Rinné est négative ; dans les surdités de perception, le Schwabach est diminué, l'épreuve de Bing est positive, le Weber est du côté de l'oreille la meilleure et l'épreuve de Rinné est positive, si, toutefois, l'oreille opposée a été éliminée par assourdissement.

Mais cette acoumétrie à la voix est assez grossière et l'acoumétrie instrumentale ne permet qu'un jugement qualitatif.

III. — L'examen audiométrique

L'audiométrie permet une mesure, une évaluation quantitative de la perte auditive.

Elle sera donc utile pour la comparaison d'un examen à l'autre, pour la quantification en expertise d'une perte auditive et éventuellement, le dépistage des simulateurs.

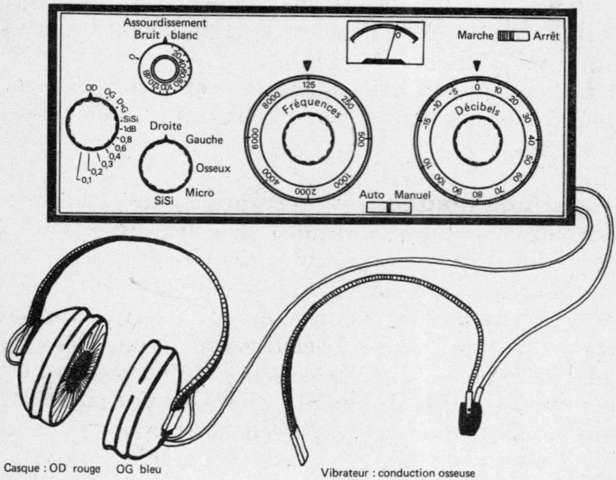

Fig. 13. — Audiomètre.

1. **Appareillage.** — L'audiomètre émet des sons purs, choisis proches de tous les octaves des *ut* (125, 250, 500, 1 000, 2 000, 4 000, 8 000). Ces fréquences peuvent être émises à des intensités différentes, graduées en ascendant de 5 en 5 décibels, allant de 0 à 100 dB pour la conduction aérienne. Le décibel est la plus petite intensité pouvant être décelée

physiologiquement par l'oreille sur la fréquence 1 024, fréquence pour laquelle l'oreille est la plus sensible.

A l'audiomètre est annexé un casque qui permet d'interroger l'une ou l'autre oreille.

L'appareil est également relié à un vibrateur qui sert à rechercher la condution osseuse.

Ce vibrateur est appliqué sur la mastoïde, maintenu par un ressort et éventuellement le doigt.

Il permet de rechercher la conduction osseuse jusqu'à 70 dB, parfois plus.

Enfin, l'audiométrie doit être pratiquée dans une pièce silencieuse, et au mieux dans une pièce insonorisée.

2. **Manipulation.** — Le graphique de l'audiométrie comporte un seuil à 0. Il constitue la plus petite intensité à laquelle une oreille normale perçoit le son sur l'octave émis. On recherche et on note pour chaque fréquence l'intensité en décibels émise au-dessus du seuil normal pour que l'oreille interrogée puisse entendre le son. Sont notées ainsi les pertes en décibels de l'oreille interrogée par rapport à une oreille normale. On recherche la conduction aérienne de l'oreille droite puis de l'oreille gauche, la conduction osseuse relative, c'est-à-dire conduit non obturé, et la conduction osseuse absolue, c'est-à-dire en obturant le conduit auditif par pression sur le tragus. Cette conduction osseuse relative et absolue est recherchée sur les deux oreilles.

3. **Interprétation.** — La conduction aérienne apprécie et chiffre ce que le sujet entend. La conduction osseuse interrogeant directement par la voie osseuse la cochlée montre la qualité de l'audition de l'appareil de perception ; en somme ce que le sujet

devrait ou peut entendre. C'est la comparaison de ces deux courbes, CA, CO, conduction aérienne et conduction osseuse qui permet de faire le diagnostic de surdité de perception ou de transmission.

droite		*gauche*
O	CA	X
[	CO	]

Fig. 14. — Notation des résultats.
Signes conventionnels internationaux.

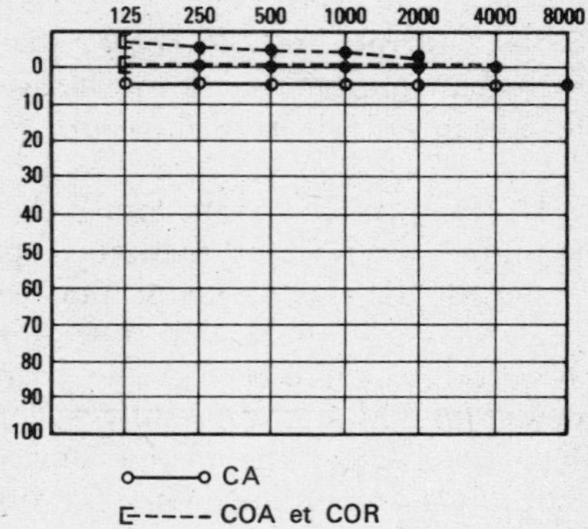

Fig. 15
Audiogramme normal.

A) Le Schwabach est ici apprécié par la valeur de la CO qui chiffre les possibilités d'audition de la cochlée.

B) L'épreuve de Rinné compare la conduction osseuse et la conduction aérienne. Chez le sujet normal, elles sont toutes les deux voisines du 0. Chez le sujet hypoacousique de perception elles sont au-dessous du 0 mais accolée l'une à l'autre.

Chez le sujet hypoacousique de transmission, la CO est bonne ou en tout cas nettement meilleure que la CA. Le Rinné est négatif.

C) Le Bing compare la conduction osseuse absolue (COA) de l'oreille par obturation du conduit à la conduction relative (COR) sans obturation.

Normalement, la COA est meilleure que la COR pour les fréquences au-dessous du 2 000 (250, 500 et 1 000). La somme de ces différences entre les deux CO pour ces trois fréquences est normalement au-dessus de 20 dB, c'est l'écart différentiel ou indice 0 de Sullivan. Si cet écart entre COA et COR est fortement diminué voire nul, il existe un défaut dans le mécanisme de transmission.

D) Pour la recherche du Weber, le vibrateur est appliqué sur la ligne médiane, apex ou front. Il est perçu de la même façon par les deux oreilles si celles-ci sont normales ou si l'hypoacousie est symétrique qu'elle soit de transmission ou de perception. Mais si l'atteinte est unilatérale, le Weber sera latéralisé dans la meilleure oreille pour une surdité de perception, dans la moins bonne pour une surdité de transmission.

4. **Assourdissement.** — Pour la recherche de la conduction osseuse, il est souvent nécessaire d'assourdir l'oreille opposée à l'oreille interrogée. En effet, lorsque le vibrateur est placé sur la mastoïde, le son est diffusé dans toute la boîte crânienne et ce peut être la cochlée gauche qui perçoit la vibration de l'oreille droite interrogée et ceci si le vibrateur droit est seulement 5, 10 ou 15 dB au-dessus du seuil de conduction osseuse de l'oreille gauche.

La conduction osseuse recherchée est alors erronée.

Il faut donc assourdir l'oreille opposée à l'oreille interrogée.

En général, on utilise pour ce faire un « bruit blanc » composé de toutes les fréquences du spectre émises en même temps. Dans d'autres montages de l'audiomètre, ce peut être un assourdissement en « bandes étroites » des fréquences à cheval sur la fréquence examinée, celle-ci étant retirée de la bande assourdissante. Dans d'autres audiomètres, c'est une fréquence inférieure au son test, par exemple le 500 pour assourdir la perception du 1 000.

Pour être efficace, un assourdissement doit être de 15 à 20 dB au-dessus de l'intensité du son qui teste l'autre oreille, plus la valeur du Rinné négatif lorsque l'oreille à éliminer présente une surdité de transmission.

D'autre part, le son masquant ne doit pas retentir sur l'oreille testée : le transfert transcrânien par voie aérienne est de 60 dB. Comme l'oreille à éliminer est assourdie par conduction aérienne, l'intensité maxima utilisable pour masquer une oreille ne doit pas être de plus de 60 dB supérieure au son émis dans l'oreille testée qui alors entendrait l'assourdissement. Ainsi, pour une fréquence 1 000, si l'on interroge une oreille droite à 30 dB par voie osseuse, on peut assourdir l'oreille gauche jusqu'à 30 + 60 = 90 dB sans qu'il y ait de retentissement sur l'oreille droite.

Mais il est des oreilles que l'on ne peut éliminer par assourdissement lorsque le Rinné est très négatif, de 50 dB, par exemple dans l'oreille à assourdir et que l'oreille interrogée est également très atteinte.

5. **Audiométrie tonale supraliminaire. Recherche du recrutement.** — Dans les surdités de perception surtout, il est intéressant en dehors de cette audiométrie tonale liminaire que nous venons

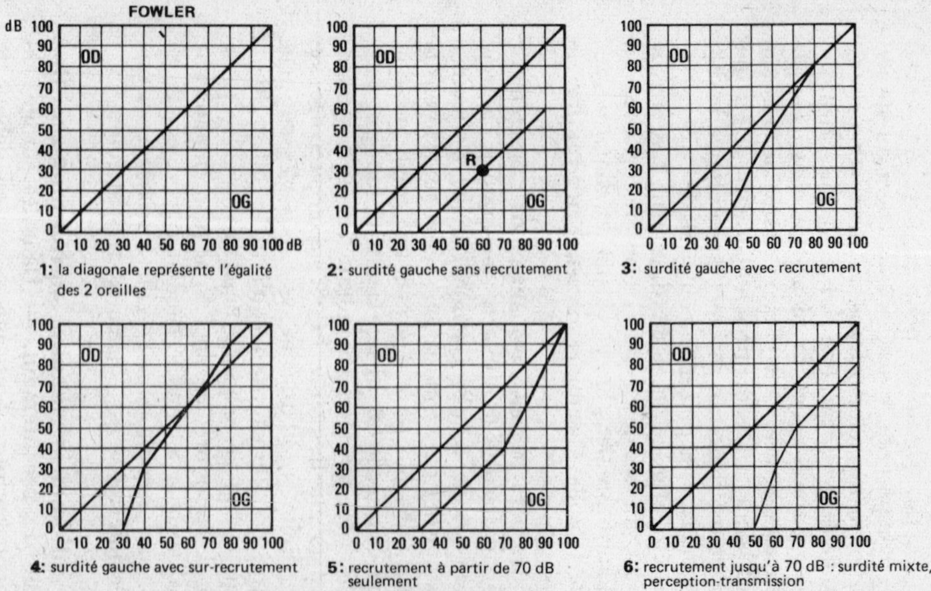

Fig. 16. — Graphique de Fowler.

Chaque égalisation d'intensité sonore entre les deux oreilles est représentée par 1 point.
Ainsi le point R du graphique 2 représente une égalisation sonore pour 30 dB dans l'OD et 60 dB dans l'OG.

d'étudier de connaître les réactions de l'oreille au-dessus du seuil lorsque l'intensité est plus élevée.

L'*épreuve de Fowler* ou « *alternativloudness* » ou « *balance-test* » suppose qu'une oreille soit pratiquement normale si l'autre présente une baisse auditive.

Si on augmente l'intensité, faisant passer le son d'un côté et de l'autre, ou bien la différence entre les deux oreilles reste constante, il n'y a pas de changement de déséquilibre entre les deux oreilles, ou bien, le niveau sonore augmentant, la sensation auditive peut s'équilibrer entre lès deux oreilles et devenir pour une même puissance aussi intense du côté de l'oreille malade qui « rattrape » l'oreille la meilleure.

On a donné à ce phénomène le nom de *recrutement.*

Il arrive même qu'aux fortes intensités, l'oreille malade entende plus fort que l'oreille la meilleure. On parle de surrecrutement. Ce phénomène traduit une atteinte de la perception de siège cochléaire. Il n'existe pas dans la surdité de transmission. Il explique aussi que l'appareillage prothétique soit souvent difficile dans ces oreilles, le son étant perçu rapidement trop intense voire même douloureux, les bruits forts sont perçus comme intolérables.

Le *test de Luscher* est utilisé lorsque les deux oreilles sont atteintes. Il recherche les modifications du seuil différentiel d'intensité. Une oreille normale décèle une différence d'intensité de 1 à 2 dB. S'il existe un recrutement, cette différence d'intensité est encore perçue au-dessous de 1 dB. En pratique, on émet au-dessus du seuil à 40 dB un son pulsé dont la différence d'intensité entre les deux battements est de quelque 4 dB ; puis on diminue progressivement l'amplitude de ce battement jusqu'au moment où le sujet ne perçoit plus qu'un son continu.

Si l'écart entre les deux intensités qui constituent le battement est alors au-dessous de 1 dB, on dit qu'il y a recrutement.

Cette épreuve de Luscher confirme celle de Fowler et témoigne d'une atteinte de la cochlée. Mais ce test est difficile à interpréter et est souvent peu net.

Le *Sissi test de Jerger* consiste à faire entendre un son pur, 20 dB au-dessus du seuil. Toutes les 5 s ce son est augmenté de 1 dB pendant deux dixièmes de seconde.

Le malade doit signaler, en levant le doigt, chaque fois qu'il perçoit cette variation d'intensité. S'il perçoit moins de 20 % des variations, le test est négatif ; s'il perçoit plus de 60 %, le test est positif et témoigne lui aussi d'une surdité avec recrutement.

Tels sont les tests Fowler, Luscher, Jerger qui permettent de préciser le recrutement signifiant une atteinte cochléaire et de différencier ainsi plus nettement une surdité de perception cochléaire des autres surdités.

Nous verrons qu'un test non plus subjectif mais objectif, l'étude du réflexe stapédien, permet également d'apprécier le recrutement souvent difficile à mettre en évidence.

6. « **Tone decay test** » **ou disparition du son au seuil.** — Ce test permet de différencier les surdités par atteinte de l'appareil de transmission ou par atteinte cochléaire, des surdités rétrocochléaires et en particulier des surdités par atteinte du nerf auditif.

On fait entendre au sujet un son aigu, 4 000 ou 2 000 au seuil. Dès que le sujet ne l'entend plus, il lève le doigt ; on augmente alors l'intensité de 5 dB, le son réapparaît, le sujet examiné lève le doigt à nouveau quand le son disparaît et ainsi de suite pendant 1 mn, durée de l'épreuve.

On note alors le nombre de décibels dont il a fallu augmenter l'intensité pendant la minute qu'a duré l'épreuve. Pour certaines altérations cochléaires de l'oreille et pour une oreille normale, le résultat inscrit est nul. Dans les surdités d'oreille interne, le seuil augmente toutes les 20 ou 30 s et le résultat peut aller jusqu'à 15 dB de perte en 1 mn. Dans les syndromes rétrocochléaires et centraux, le résultat dépasse souvent 25 dB. Cette épreuve particulièrement facile à exécuter a une valeur diagnostique réelle quand existe le phénomène.

7. **Audiométrie automatique.** — L'audiométrie automatique de Bekesi demande un appareil spécial qui inventorie tout le champ auditif du 125 au 8 000. L'intensité du son est graduellement augmentée ou diminuée d'une façon continue en appuyant sur une manette. Quand le sujet entend le son, il appuie sur la manette et le son diminue ; lorsqu'il ne l'entend plus, il relâche la manette et le son réaugmente.

Ainsi, est inscrit sur un tambour grâce à une plume un graphique sous forme d'oscillations dont les pointes en bas correspondent aux instants de perception et les clochers en haut à ceux d'arrêt de l'audition. Une ligne dessinée entre ces deux pointes permet de connaître le seuil réel de l'audition du sujet.

Normalement, les pointes hautes et basses sont distantes d'environ 10 dB. Quand les écarts entre les pointes hautes et basses sont beaucoup moins importantes, de 3 à 5 dB, on peut penser qu'il existe un recrutement. Celui-ci est cependant beaucoup mieux objectivé par la recherche à l'audiométrie automatique de la différence entre la courbe du son émis en continu et la courbe du son émis interrompu à la cadence de 2,5 s proposée par Jerger.

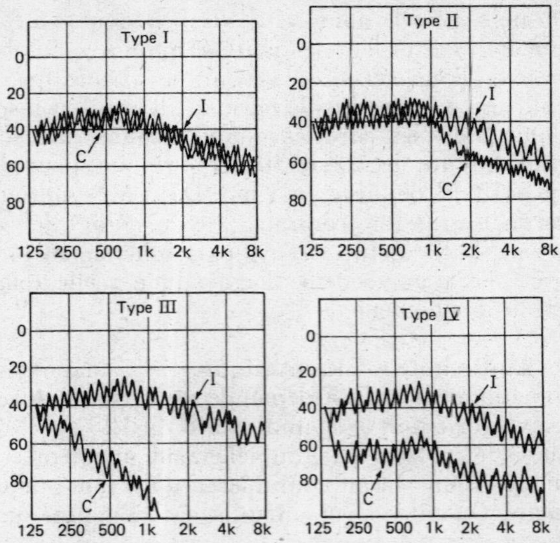

Fig. 17. — Les quatre types de courbes de Békésy.
C, son continu, I, son discontinu.

Dans la courbe de type I, les sons continus et discontinus sont superposés l'un à l'autre, les écarts entre les pointes semblables et les oscillations de même distance.

— La courbe de type I se voit dans les oreilles normales ou atteintes de surdité de transmission.

— La courbe de type II montre des courbes continues et discontinues superposées pour les fréquences basses mais qui se séparent pour les fréquences plus aiguës.

La courbe en sons discontinus présente des oscillations toujours assez grandes et assez espacées. La courbe en sons continus inférieure à l'autre a au contraire des oscillations nombreuses et petites plus rapprochées.

Cette courbe témoigne d'un recrutement ; il est particulièrement net dans la maladie de Ménière.

— Dans la courbe du type III, les oscillations de la courbe continue et de la courbe discontinue s'écartent l'une de l'autre dès l'origine du graphique. Les oscillations gardent la même amplitude sur l'une et sur l'autre. Il n'y a pas de tassement des oscillations en son continu mais la courbe en sons continus s'écarte très nettement de la courbe en sons discontinus et disparaît même du graphique à l'extrémité.

Cette courbe correspond à une lésion rétrolabyrinthique.

— La courbe du type IV correspondrait également à une lésion rétrolabyrinthique. Les deux courbes sont espacées d'emblée l'une de l'autre mais parallèles et les oscillations sont identiques en intensités et en fréquences.

— La courbe de type V décrite par Fournier correspondrait à une simulation. La courbe continue est là au-dessus de la courbe discontinue, ce qui ne correspond à aucune pathologie.

Ainsi, cette épreuve d'audiométrie automatique permet de différencier une surdité de transmission d'une surdité de perception, de noter le recrutement mais permet également de déceler une éventuelle lésion tronculaire rétrolabyrinthique.

8. **Distorsion de la sensation de hauteur.** — A côté de cette distorsion de l'intensité sous forme de recrutement que nous venons d'étudier il peut exister des distorsions de la sensation de hauteur. Un même son n'est pas perçu identiquement par l'une et l'autre oreille ; l'une des deux oreilles le perçoit ou plus grave ou plus aigu que l'autre. Ce test est relativement

facile à rechercher. Les deux oreilles entendant un son de même fréquence à une même intensité, ce son est perçu soit alternativement par l'une et l'autre oreille ou ensemble par les deux oreilles et le sujet témoigne que le son n'est pas identique dans les deux oreilles.

Il s'agit d'une *diplacousie*.

On peut rechercher la différence de fréquences entre l'une et l'autre oreille mais ceci demande un appareillage particulier.

D'autre part, cette recherche n'a pas un intérêt diagnostique important. Il est cependant particulièrement net dans la maladie de Ménière.

IV. — Audiométrie vocale

L'audiométrie vocale est au test à la voix chuchotée et forte ce que l'audiométrie tonale est à l'épreuve d'acoumétrie aux diapasons. Elle permet de chiffrer la compréhension de la parole.

1. **Appareillage.** — L'appareillage demande une cabine audiométrique séparée en deux parties par une cloison étanche aux bruits et présentant un panneau vitré.

D'un côté de ce panneau se trouve l'opérateur, de l'autre le sujet à examiner.

L'opérateur est muni d'un microphone avec un volumètre qui contrôle le volume sonore.

La cabine de l'examiné est munie d'un casque ou d'un haut-parleur pour transmettre les sons à l'oreille du sujet. Un microphone transmet à l'examinateur les réponses du sujet examiné.

Le matériel phonétique est composé de mots présentant le même nombre de syllabes, constitué de mots courants simples et concrets. Chaque liste de mots doit comprendre les phonèmes habituellement utilisés dans le langage parlé et dans la proportion où ils sont dans la langue parlée. On utilise habituellement les listes de Fournier de mots dissyllabiques constitués par 40 listes de 10 mots, de difficulté moyenne.

D'autres listes ont été proposées : liste de mots monosyllabiques, liste de logatomes ou monosyllabes sans signification. Ces listes sont moins utilisées.

2. **Technique.** — Le malade est assis dans la cabine et ne regarde pas l'opérateur. Il a le casque des écouteurs sur les oreilles. On émet les mots à un niveau d'intensité assez élevé au-dessus de la zone conversationnelle de la courbe tonale du malade. On lit une liste de 10 mots demandant au sujet de répéter chaque mot. On vérifie au volumètre que l'intensité est bien réglée et on note sur le graphique le point correspondant à ce premier coup de sonde. Sur le graphique d'intelligibilité, l'intensité est en abscisse de 0 à 100 dB et en ordonnée le pourcentage de mots compris de 0 100. Si, par exemple, le malade a reconnu correctement 7 mots sur 10 à 50 dB, on marque un point à l'intersection de 70 % et 50 dB. On répète l'épreuve avec d'autres listes et à des niveaux différents et l'ensemble permet en une dizaine de coups de sonde de tracer la courbe d'intelligibilité.

S'il existe entre les deux oreilles une différence de plus de 60 dB, l'oreille non interrogée sera assourdie, si elle est la meilleure.

3. **Courbe d'intelligibilité.** — On obtient ainsi sur un graphique une courbe d'intelligibilité des sons. Sur ce graphique en abscisse sont marquées les

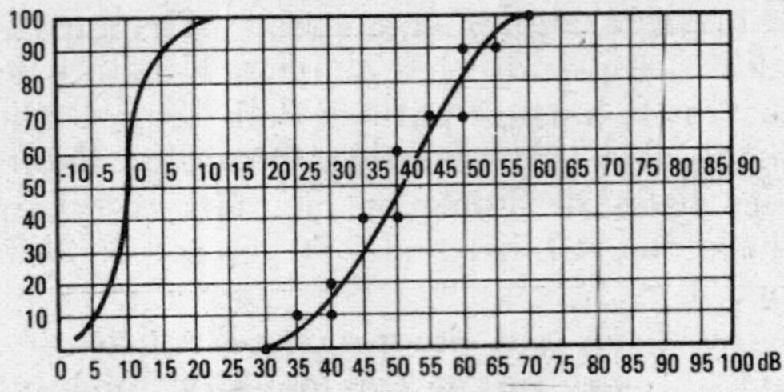

Fig. 18. — La courbe d'intelligibilité est tracée à partir des points obtenus. *En abscisse :* intensités de 0 à 100 dB ; *en ordonnée :* % des mots compris.

intensités de 0 à 100 dB et en ordonnée le pourcentage de mots compris de 0 à 100.

La courbe a, chez un sujet normal, une forme en S allongée qui croise l'axe des 50 % de mots compris à 10 dB environ, la courbe s'étendant de 0 dB: aucun mot compris à 20 dB: 100 % de mots compris.

Chez le sujet normal, le seuil d'intelligibilité qui représente 50 % des mots émis, pourcentage suffisant pour comprendre une conversation, croise donc la ligne des intensités à 10 dB au-dessus du seuil.

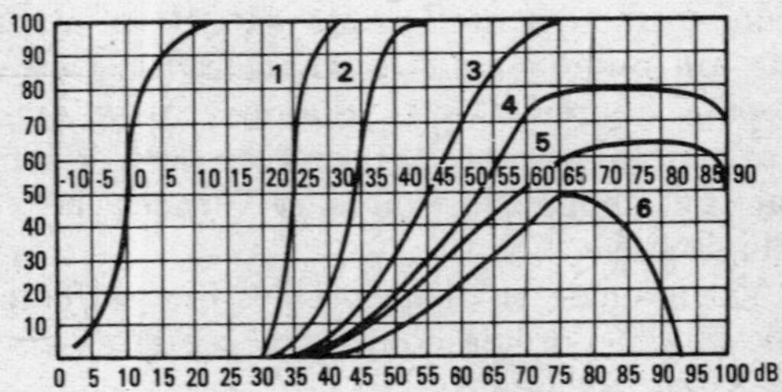

Fig. 19. — Types de courbes pathologiques.

Transmission : 1, courbe plus redressée que la normale ; 2, parallèle à la normale.
Perception : 3, plus inclinée que la normale ; 4, 5, plus inclinée puis en plateau ; 6, en cloche ou en dôme.

Dans les surdités de transmission, la courbe est identique à la courbe du sujet normal ; elle est simplement décalée sur la droite, sur l'axe des intensités. Parfois même elle est plus redressée qu'elle, presque rectiligne quand, en courbe d'audiométrie tonale aérienne, les graves sont moins bien perçus que les aigus, les phonèmes aigus ayant une plus grande importance pour l'intelligibilité que les graves.

Dans les surdités de perception où la perte est élective sur les aigus, la courbe est beaucoup plus inclinée que chez le sujet normal. Il arrive que la courbe n'atteigne pas les 100 % de mots compris. Elle forme alors un plateau qu'elle ne dépasse pas et peut même si les intensités augmentent prendre l'aspect d'une courbe en cloche due d'une part à la mauvaise compréhension des sons aigus et d'autre part à l'existence d'un recrutement.

Deux caractères sont particulièrement importants dans la courbe d'intelligibilité :

1) le seuil d'intelligibilité — c'est le chiffre en décibels séparant la courbe du sujet de la courbe normale sur l'ordonnée 50 % ;

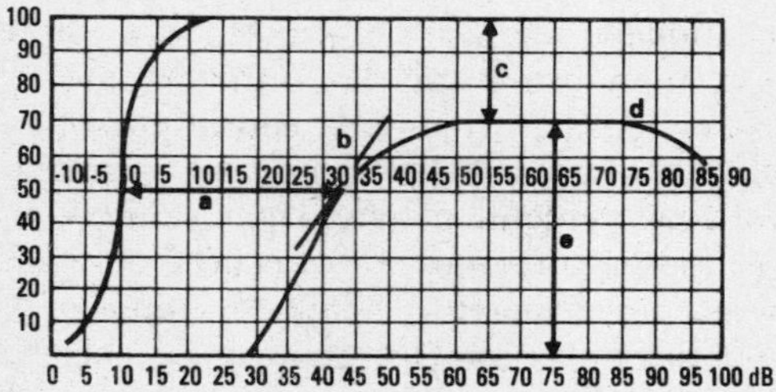

Fig. 20. — Caractéristiques de la courbe d'intelligibilité.

a, seuil d'intelligibilité (ici : 30) ; *b*, pente ; *c*, maximum d'intelligibilité (ici : 70 %) ; *d*, seuil de distorsion (ici : 75) ; *e*, pourcentage de discrimination (ici : 70 %).

2) le pourcentage de discrimination des mots compris à un niveau d'intensité de 35 dB au-dessus du seuil d'intelligibilité.

4. **Intérêt de l'audiométrie vocale.** — L'audiométrie vocale est une méthode globale contrairement à l'audiométrie tonale qui est une méthode analytique de la conduction aérienne, de la conduction osseuse, du recrutement.

Si, dans l'audiométrie vocale, l'audition a une place primordiale, entrent en jeu également l'état intellectuel du sujet, son attention, sa motivation à bien comprendre, l'intégration cérébrale du langage.

Dans l'ensemble, elle mesure la valeur sociale de l'audition du sujet.

5. **Intérêt diagnostique.** — S'il existe une différence entre les épreuves vocales et tonales, il faut donner la préférence à l'épreuve vocale dans l'interprétation des résultats et revoir la courbe audiométrique tonale.

Un malade qui a un seuil d'intelligibilité de 50 % des mots compris en vocale à 50 dB ne peut pas avoir sur le graphique tonal une chute dans la zone conversationelle de 250 à 4 000 Hz à 80 dB par exemple. Il faudra revoir la courbe tonale.

D'autre part, la forme de la courbe peut permettre de confirmer qu'il existe bien une pathologie de l'appareil de perception quand par exemple il existe une inclinaison prononcée de la courbe ou une courbe en dôme. Inversement, il faut se rappeler que la vocale n'interroge que les fréquences entre 250 et 4 000 Hz, zone conversationnelle et qu'elle ne permet pas de déceler dans le 6 000 ou le 8 000 le commencement d'une pathologie de la perception que peut montrer une audiométrie tonale.

Du point de vue de la prothèse également, l'audiométrie vocale a un intérêt certain pour juger en champ libre c'est-à-dire avec un haut-parleur des qualités d'amplification d'une prothèse.

En expertise, il est également important d'avoir une courbe d'audiométrie vocale, celle-ci montrant mieux qu'en audiométrie tonale la perte sociale de l'oreille à expertiser.

En pratique, avec les audiomètres du commerce, on peut rechercher les épreuves tonales, aériennes et osseuses et rechercher un recrutement par les épreuves supraliminaires (Fowler, Luscher, Sissi test de Jerger).

Il est également important de rechercher le *tone decay test* ou disparition du son au seuil et l'audiométrie vocale.

L'audiométrie automatique demande un appareillage particulier. Elle vient confirmer les données de l'audiométrie tonale par les appareils courants et parfois déceler une atteinte rétrocochléaire qu'un *tone decay test* anormal avait déjà fait envisager.

Toutes ces épreuves sont subjectives et demandent la participation attentive et de bonne foi du sujet examiné.

V. — Audiométrie objective

L'audiométrie objective se fait indépendamment de la participation du sujet.

Une acoumétrie objective peut dans des cas de surdité profonde chez l'enfant ou l'adulte être pratiquée : un claquement dans les mains, un bruit violent, l'explosion d'une cartouche peuvent entraîner un réflexe de la mimique, oculopalpébral qui peut être noté. Mais c'est là évidemment un test grossier.

1. **L'impédancemétrie** constitue une méthode objective d'exploration, facile, rapide, de l'oreille moyenne et de sa responsabilité dans l'hypoacousie. En outre, elle permet de mesurer indirectement la valeur de la cochlée et du nerf auditif par l'étude du réflexe stapédien. Elle ne demande pas la collaboration du sujet et peut être effectuée chez l'enfant dès l'âge de 6 mois.

A) *Principe de la méthode :* un son parvient au tympan. Une partie est absorbée et traverse les constituants de la caisse du tympan : osselets, ligaments, air (ou liquide) contenu dans la caisse, une partie est réfléchie par le tympan.

La partie absorbée est d'autant moins grande que l'*impédance* de l'oreille moyenne est élevée. L'impédance étant la « rigidité » de l'ensemble constitué par la masse, les frottements des organes de l'oreille moyenne. L'inverse de l'impédance est la compliance ou « élasticité » de l'ensemble oreille moyenne.

On étudie les variations de la compliance en fonction de la variation de pression exercée sur le tympan.

B) *L'appareil* comprend : un embout plastique qui est introduit dans le conduit en l'obturant. Cet

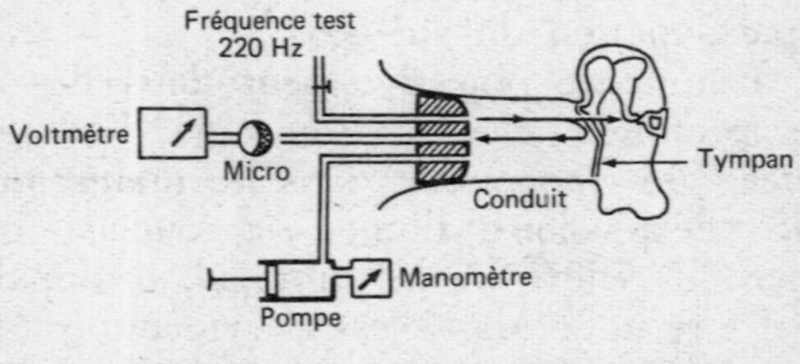

Fig. 21 — Représentation schématique d'un tympanomètre

Fig. 22

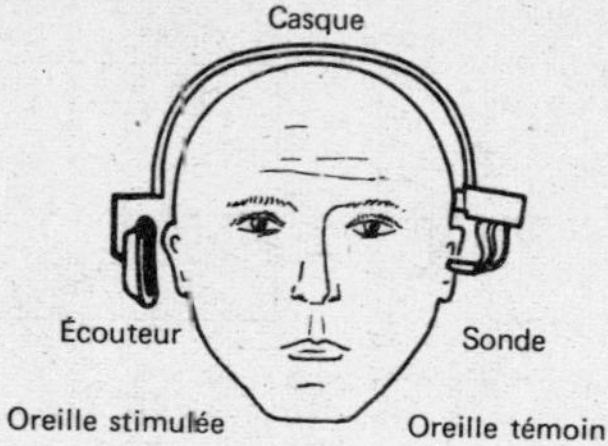

embout comporte trois orifices auxquels sont reliés des tuyaux fins : le premier relié à un générateur envoie une onde sonore de fréquence 220 Hz à 65 dB, le deuxième tube mesure l'onde de réflexion de la fréquence 220 réfléchie sur le tympan qui est mesurée par un voltmètre, le troisième tube est relié à une pompe qui fait varier la pression aérienne dans le conduit auditif, lequel est fermé par l'embout. Un manomètre permet de contrôler à tout instant le niveau de la pression aérienne.

On mesure les variations de la compliance en rapport avec les variations de pression aérienne de la pompe sur le tympan et on obtient, ainsi un tympanogramme. Ces variations sont exprimées sur le quadrant de l'appareil divisé en 10 unités relatives (UR).

C) Le *tympanogramme* présente une forme en toit de pagode avec un sommet normalement situé sur l'axe de pression 0 (équipression exo et endotympanique) et une valeur minima à une pression de + 200 mm d'eau et à une pression de − 200 ou même en dessous (− 300).

Ce pic, normalement, est situé entre 4 et 10 UR sur l'ordonnée du graphique et voisin de l'axe de pression 0 à + ou − 50 mm près sur l'abscisse.

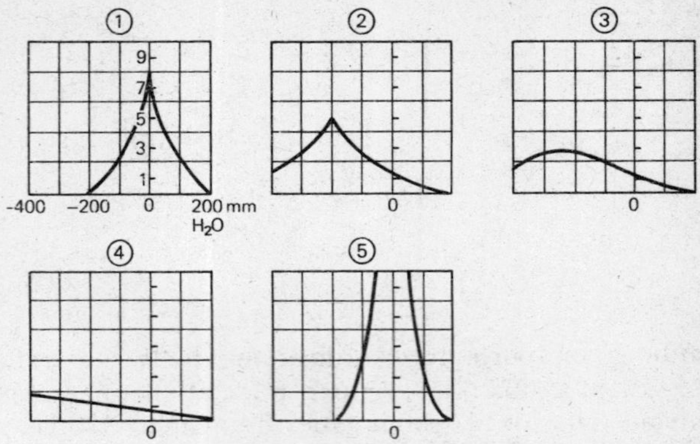

Fig. 23. — Courbes types de compliance dans la tympanométrie.

(1), pression d'oreille moyenne normale ; (2), dépression aérienne de — 200 mm H_2O ; (3), dépression aérienne + sécrétions dans l'oreille moyenne ; (4), tympan rigide, scléro cicatricial ou sécrétions ; (5), tympan flacide ou rupture de chaîne.

Pathologiquement, on peut voir :

— figure 2 : un déplacement du pic vers la gauche vers les pressions négatives et généralement diminué de hauteur dans l'obstruction tubaire ;

— figure 3 : courbe en dôme, le pic disparaît et une courbe arrondie se forme dont le sommet est au niveau des pressions négatives ; elle traduit une obstruction tubaire avec épanchement ;

— figure 4 : courbe « plate » témoignant de la rigidité complète des structures de l'oreille moyenne par sécrétion importante ou séquelles scléreuses.

La tympanométrie permet également d'explorer la dynamique de la trompe. Le sujet pinçant le nez gonfle les joues. Normalement le tympan est refoulé en dehors, la compliance diminue (manœuvre de valsalva). Si alors, toujours nez pincé, le malade avale bouche fermée, la compliance revient à son chiffre antérieur (épreuve de Toynbee).

On peut donc avec cet appareil connaître à la fois la qualité de fonctionnement de la trompe d'Eustache, l'état de la caisse et leur responsabilité dans la surdité.

D) *Réflexes stapédiens.* — L'impédancemétrie permet également de rechercher le réflexe stapédien et objectivement le seuil de l'audition : un écouteur standard est placé sur l'oreille opposée à la sonde. Dans cet écouteur, on peut émettre différentes fréquences de 250 à 4 000 généralement, à des intensités croissantes jusqu'à 120 dB.

Pour une oreille normale, à une intensité de 70 à 90 dB, le muscle de l'étrier se contracte (le réflexe est bilatéral, omo et controlatéral). Cette contraction retentit sur la mobilité de la chaîne, sur le tympan qu'elle tend et modifie ainsi la compliance. Le tympan est, pour cette épreuve, mis en pression exo et endotympanique équilibrée soit en état de vibration idéale. On détermine l'intensité du son en décibels qui entraîne le déplacement de l'aiguille indiquant la contraction du muscle de l'étrier et la modification de la compliance. On recherche ainsi l'intensité en décibels nécessaire pour obtenir le réflexe pour les fréquences 500, 1 000, 2 000 et 4 000 et on peut en déduire approximativement la courbe d'audition 70 à 80 dB au-dessous. A noter que chez l'enfant le réflexe apparaît pour un stimulus plus important que chez l'adulte (80 à 110 dB) et qu'il n'apparaît pas avant 6 mois avec précision.

Le réflexe stapédien permet d'objectiver le *recrutement* toujours difficile à affirmer par les méthodes subjectives ; il y a recrutement quand le réflexe stapédien est obtenu pour une intensité en décibels distante de la courbe tonale de moins de 60 dB, parfois 20 dB, alors que normalement le réflexe n'est obtenu qu'au moins 70 dB au-dessus.

Pour être valable ce *test de Metz* demande qu'il n'y ait pas, à la tympanométrie d'atteinte de transmission et que l'oreille interrogée ne soit pas trop sourde, la puissance de l'appareil (120 dB) ne permettant pas d'obtenir alors un réflexe.

Enfin, l'étude de la durée du réflexe peut montrer une fatigue et dégradation de celui-ci. Normalement, le réflexe dure aussi longtemps que dure l'excitation sonore tout au moins pour les 2 fréquences 500 et 1 000. Le son excitant est maintenu à 10 dB

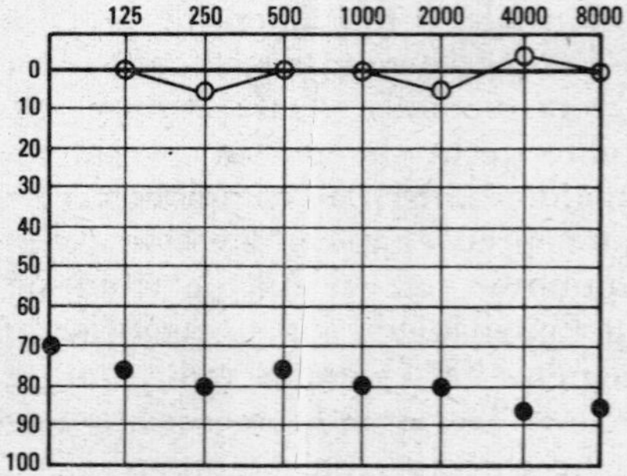

Fig. 24

Seuils stapédiens pour une audition normale.

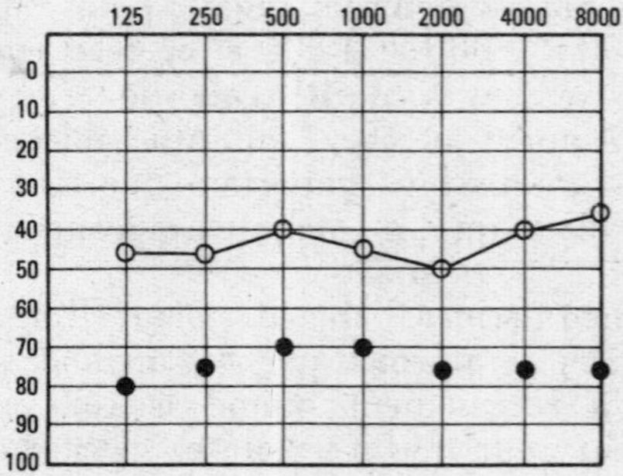

Seuils stapédiens pour une surdité de perception endocochléaire avec recrutement (ici maladie de Ménière).

au-dessus du seuil du réflexe. L'aiguille dévie de quelques unités relatives. Si cette déviation diminue de 50 % après 5 s de son excitant maintenu il y a *reflexe decay test* ou relapse qui correspond à la disparition du son au seuil en audiométrie et traduit une atteinte rétrocochléaire.

En expertise, le réflexe stapédien peut être un moyen de déceler une simulation surtout si l'oreille examinée est présentée comme étant complètement sourde. S'il existe un réflexe stapédien, il est évident qu'elle ne l'est pas.

2. **Epreuves électrophysiologiques.** — Objectives également sont ces épreuves.

Un son émis à l'oreille donne lieu à une activité électrique du nerf qui se transmet de noyau à noyau nerveux aux différents relais avec un retard de transmission de 1 ms et une dépolarisation à chaque relais. On peut enregistrer cette activité électrique sous forme d'ondes correspondant à chaque relais.

Le tracé n'est possible que grâce aux appareils électroniques : en effet, les tracés électro encéphalographiques (EEG) montrent une activité permanente du cerveau correspondant aux excitations visuelles, intellectuelles, musculaires dans lesquelles sont perdues les excitations proprement auditives dans les courbes obtenues.

On fait « sortir » les réponses dues à la stimulation sonore en répétant la stimulation acoustique à des intervalles de temps précis et en n'enregistrant la réponse sur l'EEG qu'au moment précis où elle doit se marquer après un temps de latence.

La machine avec sa « mémoire » va additionner ces réponses (jusqu'à 2 000). Les stimulations autres qu'acoustiques s'inscrivant sans ordre sur le tracé s'annulent les unes les autres. On obtient alors un tracé qui est dû uniquement aux excitations du nerf auditif.

On peut ainsi rechercher la réponse du nerf auditif juste après la cochlée — c'est l'électrocochléographie ou ECOg — et les potentiels évoqués du tronc cérébral.

A) L'électrocochléographie peut être pratiquée dès le plus jeune âge sous anesthésie générale, sous anesthésie locale chez le sujet raisonable.

Une électrode est placée sur la paroi interne de la caisse du tympan à travers celui-ci et maintenue en place grâce à un spéculum fixé dans le conduit ; une autre électrode est placée sur le lobe de l'oreille.

On peut ainsi avec un « additionneur » obtenir une courbe des potentiels du nerf cochléaire apparaissant 1 à 5 ms après le stimulus courbe dont on étudie

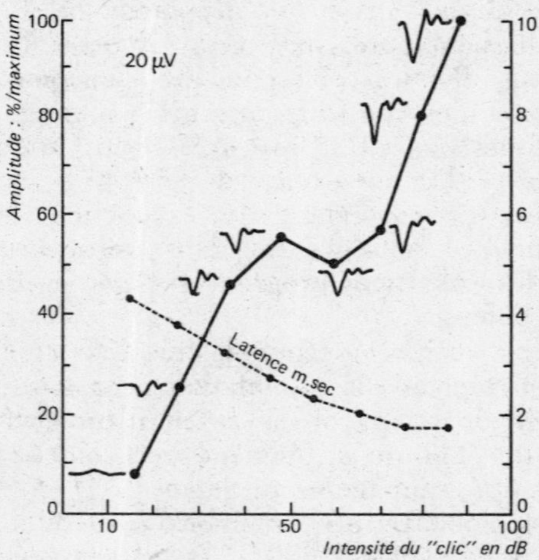

Fig. 25. — Réponse normale de l'électrocochléographie.
On note la latence et l'amplitude du phénomène nerveux.

l'amplitude et la latence. Les stimulations auditives appelées « clics » sont des sons brefs (100 μs) de fréquences connues répétées à 10 par seconde.

On note l'intensité de clic qui commence à donner une amplitude à la courbe de réponse : c'est le seuil. On note également le temps de latence entre le stimulus sonore et la réponse du nerf. On obtient une double courbe de latence et d'amplitude de la réponse. On peut connaître ainsi le seuil d'audition pour différentes fréquences de l'une et l'autre oreille, l'existence d'un recrutement si l'amplitude du graphique augmente rapidement après le seuil. L'ECOg est une utilisation particulière, limitée au nerf auditif, des potentiels évoqués.

B) Les potentiels évoqués ne nécessitent pas une électrode intra-auriculaire mais des électrodes placées sur la peau du vertex (sommet du crâne) de la mastoïde et du menton.

Ils explorent ainsi toutes les voies auditives et non seulement comme dans l'ECOg le nerf juste après l'organe de Corti. 10 à 20 clics secondes (1 clic = 100 μs) et jusqu'à 2 000 clics donnent un graphique interprétable. On obtient une courbe dont les « latences » ou temps de réponse après le stimulus sont précoces = moins de 10 ms, semi-précoces, entre 12 et 50 ms et tardives. Seules, les précoces sont étudiées. Elles corespondent à la réponse du tronc cérébral ou BERA. Les semi-précoces et tardives faisant entrer le cortex dans la réponse sont plus difficilement interprétables et encore à l'étude.

Les potentiels précoces donnent lieu à un graphique de 5 accidents (cf. fig. 26). En diminuant l'intensité du clic stimulus, on peut obtenir le seuil de réponse, à 10 dB près (l'onde V étant la plus caractéristique de la réponse), et sa latence,

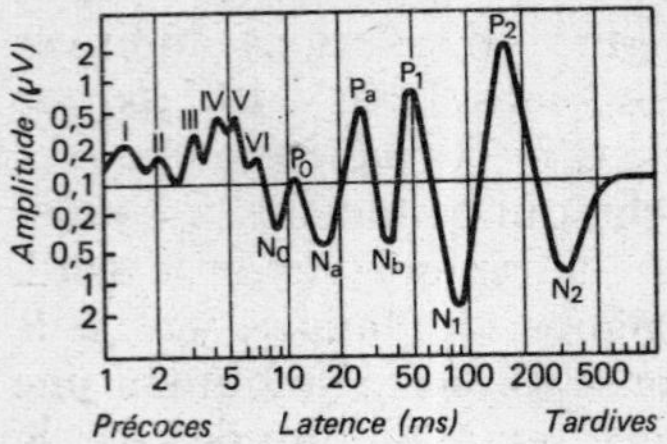

Fig. 26. — Représentation schématique des potentiels évoqués auditifs (adaptés d'après PICTON et coll.).

c'est-à-dire le moment où elle apparaît après le clic. Les surdités de transmission ont un seuil élevé, une latence augmentée.

Les surdités de perception ont un seuil élevé, une latence normale.

Le recrutement s'apprécie à l'augmentation rapide de l'amplitude juste après le seuil.

On peut donc par l'étude de la courbe des potentiels évoqués :

— déterminer le siège de la lésion : transmission, perception ou centrale ;
— en cas de lésion cochléaire, de connaître le seuil et l'existence de recrutement de façon objective chez des sujets difficiles à examiner ;
— de confirmer le siège rétrocochléaire d'une surdité par la constatation de l'allongement de la latence (ou la distance sur le graphique) entre les ondes I et V, caractéristique quand on l'obtient.

Ces épreuves récentes demandent d'être effectuées dans des centres spécialisés par des techniciens avertis et un matériel très élaboré.

VI. — Evaluation du degré de la perte auditive

1. Celle-ci peut être évaluée : par l'acoumétrie, par la perte en décibels, par le pourcentage d'incapacité auditive.

L'acoumétrie phonique évalue la perte auditive par la distance à laquelle le sujet entend la voix haute et la voix chuchotée le dos tourné au testeur.

La perte auditive en décibels, en examen audiométrique, se recherche d'après l'audiogramme *tonal* sur les fréquences conversationnelles, 500-1 000 et 2 000. En doublant la valeur obtenue pour le 1 000 et divisant par 4, soit pour une perte de 20 dB sur le 500, 30 dB sur le 1 000, 60 sur le 2 000,

$$\frac{20 + 60 + 60}{4} = 35 \text{ dB}.$$

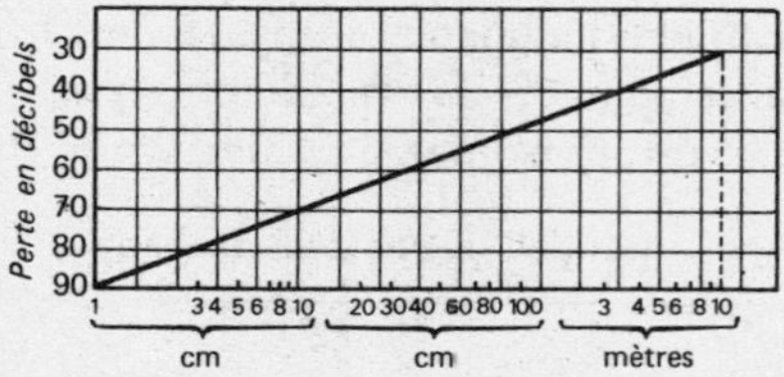

Fig. 27. — Correspondance entre l'acoumétrie phonique à la voix haute et la perte audiométrique. *En ordonnée*, la perte en décibels ; *en abscisse*, la perte en centimètres et en mètres (VH) (d'après MAGNIER).

D'après l'audiogramme *vocal*, c'est le seuil d'intelligibilité qui est retenu, distance évaluée en décibels qui sépare les 50 % de mots compris de la courbe normale.

Le seuil d'intelligibilité d'un audiogramme vocal correspond sensiblement à la perte auditive en décibels de l'audiogramme tonal.

Le graphique de Magnier montre la correspondance de l'acoumétrie vocale et de la perte en décibels d'après l'audiogramme tonal.

L'indice de capacité auditive calculé d'après l'audiogramme *vocal* est constitué par la moyenne des trois pourcentages de mots compris sur l'axe de la voix faible, 40 dB, de la voix moyenne, 55 dB, et de la voix forte, 70 dB.

Le pourcentage d'incapacité auditive est l'inverse de la capacité auditive. Si celle-ci est de 70 %, l'incapacité auditive est de 30 %.

En tonale le pourcentage d'incapacité auditive est calculé d'après la table du Council of Physical Therapy. Sur ce tableau, on additionne les 4 chiffres qui correspondent aux pertes auditives sur les 4 fréquences 500, 1 000, 2 000 et 4 000 et l'on a ainsi le pourcentage d'incapacité auditive de l'oreille étudiée.

Pour évaluer l'incapacité auditive des deux oreilles, on multiplie par 7 la meilleure, par 1 la plus mauvaise et on divise par 8. Ainsi, 20 % d'incapacité

Council of Physical Therapy

Perte (dB)	*500*	*1 000*	*2 000*	*4 000*
5				
10	0,2	0,3	0,4	0,1
15	0,5	0,9	1,3	0,3
20	1,1	2,1	2,9	0,9
25	1,8	3,6	4,9	1,7
30	2,6	5,4	7,3	2,7
35	3,7	7,7	9,8	3,8
40	4,9	10,2	12,9	5,0
45	6,3	13,0	17,3	6,4
50	7,9	15,7	22,4	8,0
55	9,6	19,0	25,7	9,7
60	11,3	21,5	28,0	11,2
65	12,8	23,5	30,2	12,5
70	13,8	25,5	32,2	13,5
75	14,6	27,2	34,0	14,2
80	14,8	28,8	35,8	14,6
85	14,9	29,8	37,5	14,8
90	15,0	29,9	39,2	14,9
95	15,0	30,0	40,0	15,0
100				

auditive à droite, 80 % à gauche donne une incapacité auditive totale d'environ 27 %. Ainsi est calculé le pourcentage d'incapacité auditive d'après l'audiogramme tonal.

Le tableau ci-dessous montre la correspondance entre l'acoumétrie phonique et l'incapacité auditive mesurée en vocale.

Niveau en voix haute (VH) *et voix chuchotée* (VC)	*Pourcentage d'incapacité auditive mesurée en vocale*
VH plus grand que 4 à 5 m VC plus grand que 0,50 m	Inférieur à 33 %
VH = 4 ou 5 m VC = 0,50 m	33 %
VH entre 4 et 1 m VC entre 0,50 m et 0,10 m	De 33 % à 67 %
VH = 1 m VC = 0,10 m	67 %
VH entre 1 m et 0,30 m VC entre 0,10 m et 0,05 m	De 67 % à 83 %
VH = 0,30 m VC = 0,05 m	83 %
VH au voisinage du pavillon VC à moins de 0,05	De 83 % à 100 %
Surdité complète	100 %

2. La comparaison de la concordance de ces différents tests permettent de déterminer la perte auditive sur laquelle se base, en expertise, l'évaluation de l'IPP (Incapacité Permanente Partielle, ou pourcentage d'invalidité).

VII. — Expertise

L'expertise a pour but d'évaluer le taux d'invalidité. Celui-ci n'est pas identique à l'évaluation de la perte auditive. Une surdité totale comprenant 100 % de perte auditive ne donne pas 100 % d'invalidité.

Les bases retenues pour évaluer un taux d'invalidité sont :

— l'acoumétrie vocale : distance à laquelle le sujet entend la voix haute et la voix chuchotée ;
— l'audiométrie tonale : la perte auditive en décibels ;
— l'audiométrie vocale : seuil d'intelligibilité.

1. **L'exagération et la simulation.** — On peut être à titre d'expert, confronté avec un sujet simulateur ou exagérateur. L'audiométrie permet dans nombre de cas de déceler ces exagérations.

Le test d'audiométrie vocale doit, nous l'avons vu, correspondre à l'audiométrie tonale. L'audiométrie vocale (où le sujet a plus de mal à frauder) doit être retenue pour base de l'appréciation de l'audition. Lorsque l'audiométrie tonale est moins bonne que l'audiométrie vocale, dans la zone conversationnelle, le sujet peut être tenu pour exagérateur. De même en audiométrie vocale, le *test de Lombard* permet de confondre un simulateur ou exagérateur. Au casque est émis un bruit blanc perçu par les deux oreilles ; le malade qui lit un texte augmente la puissance vocale quand le bruit dans les oreilles augmente. Ceci permet sinon de connaître la courbe d'audition du sujet du moins une approximation de son audition.

Le *test d'Azzi* demande un appareillage spécial. Le sujet s'entend parler avec un retard de quelques dixièmes de secondes sur l'émission de sa voix. Un sujet qui s'entend ainsi parler avec un retard bafouille dès qu'il s'entend.

Lorsqu'il s'agit d'étudier en expertise une surdité unilatérale, si le sujet interrogé dans son oreille dite sourde n'entend pas la voie osseuse émise à 20 dB au-dessus du seuil de l'oreille la meilleure, ou la voie aérienne émise à 60 dB au-dessus du seuil de l'oreille la meilleure, c'est qu'il y a simulation, la latéralisation devant se faire au-dessus de 10 dB par voie osseuse et 60 dB par voie aérienne comme l'on sait.

Le *test de Stenger* dérivé du balance-test permet de détecter une exagération ou une simulation et d'évaluer approximativement la courbe de l'oreille dite sourde : si on fait entendre à un sujet normal un même son dans les deux oreilles mais de 5 à 10 dB plus fort d'un côté, il a l'impression de n'entendre que de ce côté le plus intense. Si on émet un son à forte intensité dans l'oreille dite sourde et à 20 dB au-dessus du seuil dans l'autre oreille, un vrai sourd entendrait le son dans la meilleure oreille, un simulateur dit ne le pas entendre puisque n'entendant le son que du côté dit sourd, ce qui détecte la simulation.

Si on abaisse progressivement le son dans l'oreille dite sourde à un moment le sujet entend par l'oreille la meilleure ; l'oreille dite sourde est à 5 ou 10 dB au-dessous de l'oreille la meilleure. On peut ainsi calculer approximativement l'audition de l'oreille dite sourde, chiffre obtenu au niveau de l'oreille dite sourde quand entend l'oreille la meilleure plus 5 à 10 dB, moins 20.

La recherche du réflexe stapédien constitue également un test objectif du seuil de l'audition hors de la participation du sujet.

Dans quelques cas rares, on aura recours à l'utilisation des potentiels évoqués ou à l'électrocochléographie.

2. **Expertise médico-légale. Détermination du taux d'invalidité.** — Une diminution de l'ouïe a des conséquences sur la vie privée mais surtout la vie sociale du sujet : la possibilité d'exercer certaines professions, l'obtention du permis de conduire. Par ailleurs, si cette diminution de l'audition est due à un accident du travail, a eu lieu pendant une période d'activité militaire ou relève du droit commun, accident de la route par exemple, un dédommage-

ACCIDENT DU TRAVAIL

Taux d'invalidité d'après l'« audiométrie » et l'« acoumétrie ».

			Oreille sourde ou la plus sourde				
			VH (1) *4 à 5 m*	*VH 2 à 4 m*	*VH 1 à 2 m*	*VH 0,25 à 1 m*	*VH au pavillon ou non perçue Surdité pratiquement totale*
Oreille normale ou la moins sourde			VC (2) 0,50 à 0,80	VC 0,25 à ?	VC 0,05 à ?	VC au pavillon ou non perçue	VC non perçue
			PA (3) 35	PA 35 à 45	PA 45 à 50	PA 50 à 65	PA > 65
VH normale	*VC normale*	*PA < 35 normale*	0 %	3 %	8 %	12 %	15 %
VH 4 à 5 m	VC 0,50 à 0,80	PA 35	5 %	10 %	15 %	20 %	25 %
VH 2 à 4 m	VC 0,25 à 0,50	PA 35 à 45	10 %	15 %	25 %	30 %	35 %
VH 1 à 2 m	VC 0,05 à ?	PA 45 à 50	15 %	25 %	35 %	40 %	45 %
VH 0,25 à 1 m	VC au pavillon ou non perçue	PA 50 à 65	20 %	30 %	40 %	50 %	60 %
VH au pavillon ou non perçue Surdité pratiquement totale	VC non perçue	PA > 65	25 %	35 %	45 %	60 %	70 %

(1) VH : voix haute en mètres.
(2) VC : voix chuchotée en mètres.
(3) PA : perte auditive en décibels. La perte auditive en décibels est calculée en audiométrie tonale par la moyenne arithmétique de pertes sur les trois fréquences 500, 1 000 et 2 000, la perte au 1 000 étant doublée et l'ensemble divisé par 4 et non par 3 et en audiométrie vocale par l'indice d'intelligibilité de la courbe effectuée avec liste dissyllabique.

ment peut être envisagé, un taux d'invalidité sera alors à évaluer : c'est l'IPP.

A) *Expertise en médecine du travail.* — Un accident du travail entraîne pour l'expert l'évaluation d'une incapacité permanente partielle, IPP.

En accident du travail, il n'est pas tenu compte de l'état antérieur de l'audition mais seulement du retentissement de l'accident sur la capacité ouvrière du sujet qui est considéré dans son état antérieur comme normal pour son travail.

Le taux d'IPP peut être réévalué ultérieurement. Il n'est pas tenu compte de l'amélioration possible par une prothèse acoustique mais il peut être tenu compte du métier exercé par le sujet : téléphoniste, musicien par exemple. Le barème officiel tient compte du tableau ci-joint des accidents du travail qui se lit comme une table de Pythagore et dans laquelle sont notés, outre l'examen acoumétrique à la voix, les pertes auditives en décibels.

B) *Expertise pour pension militaire.* — L'expertise pour pension militaire tient compte de l'état antérieur de l'audition s'il peut être apprécié sérieusement. La profession n'entre jamais en ligne de compte ; la révision est obligatoire au bout de deux ans et au bout de quatre ans devient définitive. Elle tient compte des possibilités d'une prothèse auditive.

L'évaluation se fait en tenant compte de la table de Pythagore ci-jointe sur laquelle sont mentionnées les pertes en acoumétrie vocale, les pertes en décibels tonales et vocales. Pour les surdités importantes, deux chiffres sont proposés, le meilleur étant celui où la prothèse peut être efficace.

C) *Expertise de droit commun après accident de la route par exemple.* — L'expertise de droit commun tient compte de l'incapacité antérieure du blessé qui doit être déduite de l'incapacité actuelle.

Elle tient compte du métier exercé par le blessé et du retentissement de l'accident sur l'exercice de ce métier. Il peut être tenu compte d'une possibilité d'amélioration par une prothèse. Enfin, le jugement qui découlera de l'expertise étant définitif, celle-ci doit mentionner l'état de stabilisation des lésions. Il est évident que le taux d'invalidité tiendra compte également des troubles associés, vertiges, bourdonnement par exemple de même que sera mentionné le prétium doloris ou souffrances subies par le blessé.

Expertise militaire. Tableau d'évaluation des diminutions d'acuité auditive

					Audition normale	1er degré Faible	1er degré Fort	2e degré Faible	2e degré Fort	3e degré	4e degré
					VH > 9 m	VH de 9 m à > 3 m	VH de 3 m à > 1 m	VH de 1 m à > 0,30 m	VH de 0,30 m à > 0,10 m	VH de 0,10 m à contact	VH non perçue
					VC > 0,90 m	VC de 0,90 m à > 0,30 m	VC de 0,30 m à > 0,10 m	VC de 0,10 m au voisinage du pavillon	VC voisinage du pavillon ou non perçue		
					PA en dB 0 à 29	PA en dB 30 à 39	PA en dB 40 à 49	PA en dB 50 à 59	PA en dB 60 à 69	PA en dB 70 à 79	PA en dB 80 et au-dessus
Audition normale		VH > 9 m	VC > 0,90 m	PA en dB 0 à 29	0	2	4	7	10	12	15
1er degré :	*Faible*	VH de 9 m à > 3 m	VC de 0,90 m à > 0,30 m	PA en dB 30 à 39	2	5	10	15	20	25	30
	Fort	VH de 3 m à > 1 m	VC de 0,30 m à > 0,10 m	PA en dB 40 à 49	4	10	15	25	30	35	40
2e degré :	*Faible*	VH de 1 m à > 0,30 m	VC de 0,10 m au voisinage du pavillon	PA en dB 50 à 59	7	15	25	35 30	40 35	45 40	55 50
	Fort	VH de 0,30 m à > 0,10 m	VC voisinage du pavillon ou non perçue	PA en dB 60 à 69	10	20	30	40 35	50 45	60 55	70 65
3e degré		VH de 0,10 m à contact		PA en dB 70 à 79	12	25	35	45 40	60 55	75 70	85 80
4e degré		VH non perçue		PA en dB 80 et au-dessus	15	30	40	55 50	70 65	85 80	100 90

Pour l'évaluation de l'IPP, l'expert se référera à la table de Pythagore des accidents du travail.

3. **Aptitudes à certaines fonctions.** — L'acuité auditive peut être demandée pour déterminer l'aptitude du sujet postulant à une fonction. Il en est ainsi pour l'intégration dans l'aviation civile ou militaire où le barème est particulièrement exigeant car il s'agit de sujets exposés aux bruits.

Il existe également un barème d'aptitude au service militaire de terre et un barème différent pour le service dans la marine.

L'acuité auditive fait également partie de l'examen général qui est demandé pour l'aptitude à un poste dans l'enseignement public ou dans la culture physique.

L'évaluation de l'acuité auditive n'est lors de ces examens d'aptitude qu'un élément d'appréciation.

4. **Permis de conduire et audition.** — Pour l'obtention du permis de conduire, l'arrêté du 27 novembre 1962 définit les incapacités :

Doit subir une visite médicale avant l'examen technique de permis tout individu réformé ou pensionné ou atteint d'une incapacité physique.

Du point de vue auditif, les incompatibilités avec l'obtention du permis de conduire sont inscrites dans le tableau.

A) Permis C, D, E « poids lourds » :

a) Nouveau permis — quelle que soit leur cause, l'hypoacousie et surdité où la voix haute est perçue au-dessous de 10 m et la voix chuchotée au-dessous de 1 m — aucun appareil ou prothèse n'est admis.

b) Renouvellement de permis : Acuité auditive, moins diminuée mais notoirement affaiblie : appareil de prothèse pouvant être admis suivant l'avis du spécialiste, et en audiométrie vocale, perte auditive de 25 dB au niveau de 50 % d'intelligibilité avec un minimum de 75 % d'intelligibilité à une intensité supérieure.

B) Pour le permis AA, B groupe léger et F pour infirmes :

a) Nouveau permis identique à C, D, E mais appareil de prothèse admis après avis du spécialiste.

b) Renouvellement : voix haute perçue entre 5 et 10 m, voix chuchotée entre 0,50 et 1 m.

La surdité n'est pas incompatible. Toutefois, au-dessus d'une perte de 60 dB au niveau des 50 % d'intelligibilité à l'audiométrie vocale avec un minimum de 75 % à un niveau supérieur un examen neuropsychiatrique et neurologique sera exigé.

CHAPITRE III

CAUSES DE SURDITÉS ET LEUR TRAITEMENT

La recherche des caractères d'une surdité et l'appréciation de son importance ne forment qu'un des éléments de l'examen clinique du sourd.

L'interrogatoire se doit de rechercher la date de l'installation et les signes associés à la surdité : bourdonnements, douleurs, écoulement, signes vestibulaires : vertiges. L'examen doit apprécier également l'état nasal, sinusal et rhinopharyngé, préciser les antécédents pathologiques généraux du malade, la notion d'un « terrain » allergique, vasculaire ou humoral, les traitements reçus.

La cause d'une surdité peut parfois être aisée à déterminer. Il en est ainsi d'une surdité par lésion de l'oreille externe.

I. — Les surdités de transmission Lésion de l'oreille externe

1. **Le bouchon de cérumen.** — L'accumulation dans le conduit des sécrétions des glandes cérumineuses, qui doivent s'éliminer spontanément, peut produire un bouchon. La surdité provoquée est alors brusque, un pertuis infime étant suffisant pour que l'audition soit conservée. C'est généralement à l'occasion de la toilette : bain ou douche que le pertuis est obstrué par le gonflement du bouchon. Le

bouchon de cérumen est alors enlevé par injection sous pression d'un jet d'eau à 38 °C dans le conduit auditif après avoir tiré en dehors le pavillon de l'oreille pour redresser la courbure du conduit auditif.

2. **Bouchon épidermique.** — C'est une accumulation de squames épidermiques grisâtres qui obstrue le conduit. Adhérent aux parois du conduit, de consistance dure, il est plus difficile à extraire et demande souvent l'intervention du spécialiste.

3. **Corps étranger.** — Un corps étranger introduit dans le conduit par jeu chez l'enfant ou par mégarde chez l'adulte (coton ou boule quiès) peut, associé à l'inflammation qu'il provoque, entraîner une surdité.

4. **Causes infectieuses.** — Généralement à l'origine d'une infection des téguments du conduit existe un eczéma. Les démangeaisons entraînent un grattage et celui-ci, l'infection. Ce peut être une otite externe : infection de toute la paroi du conduit. Affection douloureuse : la traction du pavillon de l'oreille, sa mobilisation entraîne une douleur vive. Au maximum, ce peut être un *furoncle* du conduit particulièrement douloureux. Ces infections seront traitées par des anti-inflammatoires et antibiotiques locaux ou généraux.

5. **Les obstructions du conduit auditif** par cérumen, bouchons épidermiques, inflammations, sont favorisées par des *exostoses* formant saillies dans la lumière du conduit et la diminuant. Il est rare qu'à elles seules elles entraînent une baisse de l'audition.

Dans ces affections de l'oreille externe le diagnostic et le traitement sont faciles. Mais il est bon une fois le

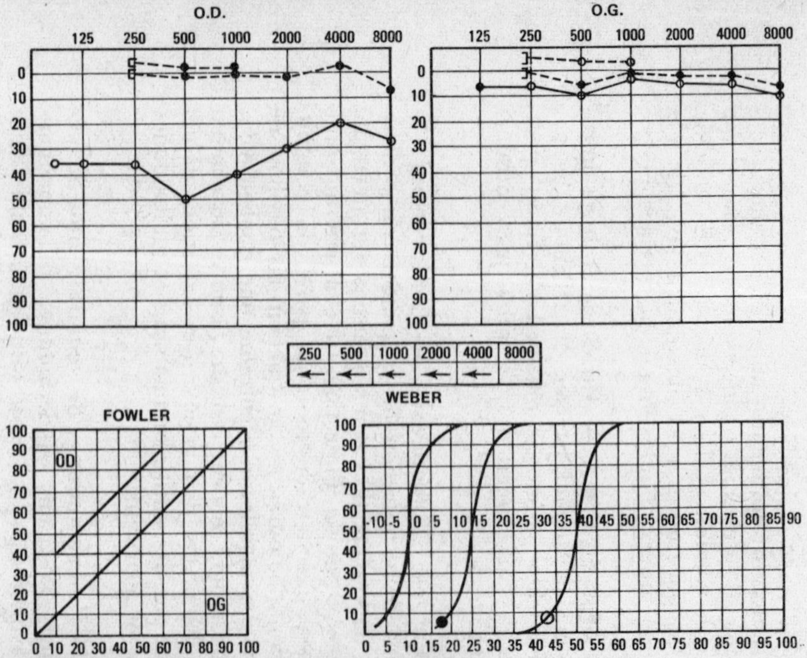

Fig. 28. — Surdité de transmission pure unilatérale droite.

OD : courbe aérienne chutant surtout sur les fréquences graves ; courbe osseuse normale ou même surnormale sur les graves ; accolement des courbes osseuses relative et absolue (Sullivan = 0) ; Weber latéralisé du côté atteint ; pas de distorsion supraliminaire : courbe de Fowler parallèle ; courbe d'intelligibilité parallèle à la normale, seuil à 40 dB.

OG : pratiquement normale ; seuil d'intelligibilité à 15 dB.

sujet délivré de sa surdité de vérifier à l'audiomètre la qualité auditive de l'oreille.

II. — Lésion de l'oreille moyenne

Toute atteinte de l'oreille moyenne entraîne une hypoacousie de transmission, qu'il s'agisse de l'apparition de liquide dans la caisse, comme dans le catarrhe et l'otite aiguë, d'une altération du tympan ou des osselets, d'une ankylose fibreuse de ceux-ci ou d'une rupture de leur continuité comme dans l'otite chronique, ou d'une ankylose osseuse comme dans l'otospongiose.

1. **Catarrhe tubo-tympanique.** — Il est dû à un dysfonctionnement de la trompe d'Eustache. Celle-ci, à chaque déglutition, permet l'introduction d'air nécessaire pour équilibrer la pression intratympanique à la pression extérieure. Lorsque ce mécanisme est en défaut, s'institue un catarrhe.

La pathogénie, c'est-à-dire le mécanisme d'installation de la maladie, est le suivant : la trompe d'Eustache s'obstrue, l'air de la caisse se raréfie, le tympan est attiré en dedans. L'inflammation de la muqueuse, l'hypopression favorisent la transsudation de sérosité qui remplace plus ou moins complètement l'air déficient. Cette sérosité peut rester fluide ou devenir épaisse, collante réalisant une *glue ear.*

Il faut signaler sa fréquence et sa latence chez l'enfant chez qui il est la principale cause de surdité à l'école.

Cliniquement, c'est à la suite d'une infection nasale que le malade ressent l'impression d'une oreille bouchée avec bourdonnements généralement graves s'accompagnant souvent d'autophonie.

L'acoumétrie, l'audiométrie révèlent une surdité typique de transmission.

La tympanométrie montre au début une courbe en toit de pagode mais de hauteur réduite et déplacée sur la gauche qui se transforme en dôme arrondi quand l'épanchement se produit. Le réflexe stapédien disparaît. Le malade peut améliorer lui-même son audition par la manœuvre de Valsalva : obstruant le nez avec les doigts, il réalise « un mouchage forcé ». L'augmentation de pression dans la cavité nasale force le passage de la trompe et équilibre l'air intra et extratympanique. Ce passage forcé peut être effectué chez le spécialiste à l'aide d'une poire de Politzer qui, à l'occasion d'une déglutition, les fosses nasales obstruées, provoque une surpression importante.

Le traitement ne se borne pas à ces manœuvres d'effet passager mais à traiter la cause : infection du nez, des sinus, recherche dans le fond du nez ou *cavum* de végétations adénoïdes, de polypes, de queues de cornets, de brides, voire même de tumeurs de cette région qui obstruent le pavillon tubaire lequel constitue l'extrémité interne de la trompe d'Eustache.

La persistance d'un épanchement séreux et surtout muqueux justifie la pose d'un drain transtympanique qui rétablit la pression intratympanique et expulse le liquide. Ce sera parfois un drain de Schepard en forme de yoyo qui peut être maintenu en place plusieurs mois.

La persistance ou la répétition d'un catarrhe exsudatif peut entraîner l'accolement du tympan à la paroi interne de la caisse, il s'agit alors d'une *otite adhésive* dont le traitement est difficile et aléatoire. Aussi une cure thermale en station sulfureuse peut être envisagée pour pallier cette éventualité.

2. **Otites baro-traumatiques.** — Dans les professions exposées à des variations brusques de pression, particulièrement les aviateurs mais aussi les

plongeurs, scaphandriers, ouvriers de caisson, des catarrhes tubo-tympaniques aigus peuvent apparaître. Ce n'est pas tant la dépression ou l'ascension en avion qui engendre les lésions : la caisse, alors, arrive généralement à éliminer l'air en surpression par la trompe d'Eustache. Mais c'est à la pressurisation, à la descente de l'avion où il y a augmentation rapide de la pression extérieure, que les accidents apparaissent, la trompe étant moins perméable dans ce sens ; c'est pour provoquer son ouverture favorisée par la déglutition que sont proposés des bonbons à sucer ou que la manœuvre de Valsava peut être utilement effectuée.

3. **Otite moyenne aiguë.** — L'otite moyenne aiguë est généralement secondaire à une infection du nez et du cavum à l'occasion d'une rhinopharyngite ou d'une grippe.

L'infection gagne la caisse du tympan par la trompe d'Eustache, qui longtemps béante dans les premières années de la vie, explique la fréquence des otites à cet âge.

La douleur prédomine souvent sur la surdité ; de la fièvre apparaît le plus souvent.

La surdité est typiquement d'oreille moyenne, due à un épanchement séreux puis rapidement purulent. Le tympan apparaît d'abord rouge puis bombé. La courbe tympanométrique est alors plate.

Une paracentèse, c'est-à-dire une incision, du tympan s'impose. Un écoulement se produit la fièvre baisse, la douleur disparaît et le meilleur signe de la guérison est avec l'arrêt de l'écoulement, la restauration de l'audition à son état antérieur.

Si l'otite n'est pas ouverte chirurgicalement, une perforation spontanée du tympan se produit mais celle-ci peut être punctiforme et insuffisante, mal placée et entraîner une persistance de la suppuration.

Celle-ci peut se voir même dans une otite paracentésée quand le germe est particulièrement virulent ou le terrain déficient. C'est alors que l'on peut voir survenir des complications dont la mastoïdite est la principale. Mais surtout la persistance de la suppuration engendre peu à peu une otite chronique.

Une otite aiguë correctement traitée ne doit laisser aucune séquelle. Dans les cas non traités, la persistance de l'écoulement, s'il aboutit à l'assèchement, peut entraîner comme séquelle la formation de brides fibreuses, de cicatrices tympaniques, la persistance d'une perforation laquelle, bien qu'entraînant une hypoacousie fort minime, doit être traitée, si elle persiste par myringoplastie en raison des risques de réinfection qu'elle peut favoriser. La persistance d'une diminution de l'audition justifie le réexamen d'une oreille otitique.

4. **Otites chroniques.** — Succédant souvent à une otite aiguë sérieuse ou mal soignée ou répétée, elle peut apparaître d'emblée chronique, le début étant passé inaperçu.

Elle peut revêtir deux aspects : l'otorrhée tubaire où seule la muqueuse de la trompe et de l'oreille est en cause et l'otorrhée ostéitique où le processus infectieux a atteint l'os.

A) *Otorrhée tubaire.* — Particulièrement fréquente chez l'enfant, consécutive généralement à des otites récidivantes, elle se traduit par une persistance de l'écoulement muco-purulent filant, glaireux, assez abondant.

Il n'existe ni douleur ni fièvre, l'atteinte de l'audition est ici modérée réalisant une surdité de transmission avec parfois une légère atteinte cochléaire réversible à la guérison de l'otorrhée. Elle se voit volontiers chez des enfants à la résistance diminuée, lymphatiques et parfois allergiques.

Le tympan présente une perforation habituellement antéro-inférieure près de l'orifice de la trompe d'Eustache dans la caisse. L'enfant se « mouche par l'oreille ». Cette otorrhée est habituellement le reflet d'une affection rhinopharyngée et l'examen doit rechercher l'existence de végétations adénoïdes, d'une infection sinusienne. Aussi le traitement est-il avant tout une désinfection du nez, des sinus, l'ablation des végétations, qui généralement permet l'assèchement de l'oreille surtout si est associé un traitement général et local anti-infectieux. Le terrain allergique ou lymphatique doit être pris en compte : une cure thermale arsenicale, soufrée, une désensibilisation peuvent être envisagées.

Ce n'est que lorsque l'écoulement sera depuis longtemps guéri que l'éventuelle myringoplastie d'une perforation résiduelle pourrait être effectuée.

B) *Otite chronique avec ostéite.* — A la forme précédente, il faut opposer, bien que des formes de passage puissent se rencontrer, l'otite chronique avec ostéite. Du fait de l'atteinte osseuse, elle est plus grave que la précédente d'autant qu'elle s'accompagne souvent d'un cholestéatome. Celui-ci est dû à la présence anormale au niveau de la caisse du tympan, normalement tapissée de muqueuse, d'un tissu de revêtement épidermique, analogue à la peau, qui desquame et cette desquamation finit par former une masse faite de strates successives d'épiderme analogue à un petit oignon, masse qui grossit progressivement et détruit l'os avoisinant. C'est dire qu'elle peut atteindre au-dessus de la caisse les méninges, en dedans le nerf facial, le vestibule, organe de l'équilibre, la cochlée. Aussi, ces otites qui ont, à côté du pronostic fonctionnel de l'audition, un pronostic vital, doivent le plus souvent être opérées.

a) On en distingue deux formes : l'une siégeant dans la partie haute de la caisse du tympan au-dessus de la pars-tensa de celui-ci et qui réalise une *atticite*.

Celle-ci est volontiers cholestéatomateuse et de ce fait dangereuse. La symptomatologie en est extrêmement sournoise : l'audition est relativement bien conservée presque normale, la suppuration des plus réduites, l'otalgie intermittente.

b) Une autre forme se présente comme une *suppuration otomastoïdienne chronique* avec une perforation siégeant le plus souvent dans la partie haute et postérieure du tympan et s'étendant progressivement au reste du tympan. L'écoulement est ici plus manifeste, l'atteinte auditive plus marquée. L'importance de l'atteinte auditive permet dans une certaine mesure de préjuger des lésions : lorsqu'elle ne dépasse pas 25 dB, la continuité des osselets est probablement conservée ; entre 25 et 50 dB, il y a très probablement une rupture dans la continuité ossiculaire. Au-dessous de 50 dB, l'étrier est probablement ankylosé dans la fenêtre ovale. Lorsque ces formes d'otites évoluent depuis longtemps, la surdité prend l'allure d'une *surdité mixte* par retentissement de l'inflammation et de la suppuration sur la cochlée. Il en résulte que la conduction osseuse est touchée particulièrement dans les fréquences aiguës.

C) *Les traitements des otites chroniques* vise un double but : nettoyer les foyers ostéitiques source de l'infection, rétablir si possible l'audition.

Les indications opératoires demandent un bilan

minutieux de l'atteinte de l'oreille et de l'audition. Ce bilan sera établi sur l'importance de la perforation qui peut être minime ou atteindre la quasi-totalité du tympan, sur l'aspect de la caisse vue à travers la perforation, elle peut être le siège de polypes ou de granulations, sur la présence ou non d'un cholestéatome, sur la perméabilité de la trompe d'Eustache qui est indispensable si on envisage une réfection du tympan.

Lésions que les radios et tomographies de l'oreille peuvent aider à préciser : présence d'un cholestéatome, rupture de la chaîne ossiculaire, voire une fistule du canal semi-circulaire.

Mais c'est surtout lors de l'intervention que l'on pourra juger de l'étendue exacte des lésions et en particulier des délabrements ossiculaires.

Une telle intervention demande que toute cause d'infection d'origine nasopharyngée soit éliminée et l'indication posée après étude de l'état général et de la valeur de l'autre oreille.

Un audiogramme permet d'évaluer les possibilités de récupération fonctionnelle de l'oreille opérée : il faut que la conduction osseuse soit nettement meilleure que la conduction aérienne : qu'il y ait un Rinné négatif.

Ces interventions sont effectuées sous microscope grossissant de 6 à 20 fois avec des instruments spéciaux : microcrochets, micropinces...

Parfois, les bilans pré et peropératoire montrent des lésions très étendues, un cholestéatome, par exemple, envahit l'attique, la mastoïde, la caisse du tympan, il n'y a plus d'osselets reconnaissables, une intervention à visée fonctionnelle est illusoire, le cholestéatome ayant toute raison de se reproduire dans les suites opératoires : on est obligé de faire un *évidement total* de l'oreille, comme on le faisait autrefois, éliminant toutes les lésions ostéitiques et cholestéatomateuses, le foyer opératoire étant largement ouvert dans le conduit ou la conque de l'oreille pour assurer un drainage et une surveillance corrects.

Dans les cas les plus favorables, à l'opposé, il sera fait une simple *myringoplastie,* c'est ce que l'on réalise dans les otites mucopurulentes asséchées dont les lésions consistent uniquement en une perforation tympanique sans ostéite et, également, dans les perforations traumatiques du tympan.

C'est également possible dans les otites chroniques ostéitiques où l'action opératoire a pu éliminer une ostéite discrète et localisée sans lésion de la continuité ossiculaire et où la mobilité de la chaîne est constatée.

Dans tous les cas, après avivement du tympan par ablation de son épiderme, on place une greffe qui dépasse largement les bords de la perforation. Cette greffe sera une *autogreffe,* issu d'un tissu du sujet, soit une veine soit plus aisément une aponévrose du muscle temporal qui se trouve dans le champ opératoire. Ces greffes prennent d'autant plus facilement que la perforation est plus petite. La récupération auditive dans ces cas simples est bonne mais aussi la perte auditive était peu importante.

En dehors de ces deux cas extrêmes de traitement : évidemment total et myringoplastie simple, il existe un grand nombre de cas intermédiaires où la décision sera fonction de l'étendue des lésions trouvées au moment de l'intervention et de la valeur de la conduction osseuse c'est-à-dire de l'oreille interne permettant ou non un espoir de restauration fonctionnelle.

Le premier temps de ces tympanoplasties consiste à éradiquer tous les foyers ostéitiques infectieux et en particulier le cholestéatome qu'il faut enlever minutieusement et complètement sinon on s'expose à une récidive au cours de l'année suivante, récidive particulièrement fréquente chez l'enfant.

Il faut, après ce nettoyage minutieux, dans la tympanoplastie, avant réfection du tympan, rétablir la continuité ossiculaire. C'est parfois relativement facile lorsqu'elle est interrompue sur une courte distance : l'extrémité de la branche descendante de l'enclume par exemple. Mais c'est beaucoup plus difficile quand les osselets sont profondément altérés. Si l'enclume a totalement disparu ou la tête du marteau, voire les deux branches de l'étrier réduit à sa platine dans la fenêtre ovale, il faut rétablir une columelle, c'est-à-dire un appareillage de transmission entre le néo-tympan qui va être réalisé et la fenêtre ovale.

Les columelles prothétiques en matériaux plastiques divers sont souvent mal tolérés. La columelle peut être réalisée avec les restes ossiculaires du marteau ou de l'enclume par exemple ou un cartilage prélevé dans la région.

S'il existe une ankylose entre la platine et les bords de la fenêtre ovale, l'intervention sur cette ankylose ne pourra s'effectuer qu'un an plus tard après révision de la caisse du tympan et s'être assuré qu'il n'existe aucune infection de la caisse. On pratiquera alors une intervention analogue à celle conseillée dans l'otospongiose.

L'intervention sera terminée par la réfection du tympan après s'être assuré autant que faire se peut de la perméabilité fonctionnelle de la trompe qui reste un élément essentiel dans la réussite fonctionnelle de l'intervention.

Homogreffes. — Certains opérateurs utilisent l'homogreffe surtout lorsque les lésions sont étendues et ont détruit la quasi-totalité du tympan et des osselets, d'autres l'utilisent d'une façon plus systématique. L'homogreffe prélevée sur le cadavre comprend le tympan, les osselets et une colerette de conduit auditif cutané. Cette homogreffe est conservée dans du formol et du cialit qui en enlèvent toute vitalité, mais la greffe conserve sa charpente conjonctive. Placée sur le vivant elle sera réhabitée et vascularisée sauf les osselets. Elle permet donc le rétablissement d'un élément vibratoire, le tympan, et d'une transmission ossiculaire dans une caisse déshabitée. Les homogreffes sont même parfois utilisées pour reconstituer une caisse qui avait été antérieurement détruite par une intervention d'évidement total dont nous avons parlé au début de ce chapitre.

5. **Séquelles fibro-adhésives des otites chroniques.** — Ces séquelles peuvent se voir au décours de différentes affections inflammatoires ou suppurées de l'oreille, qu'il s'agisse de catarrhe tubo-tympanique récidivant et devenu chronique, qu'il s'agisse d'otite muco-purulente ayant fini par s'assécher, ou d'otite chronique avec ostéite localisée, les séquelles sont fréquentes ; le tympan ou ce qu'il en reste est devenu adhérent à la paroi interne de la caisse, un cloisonnement fibreux traverse la cavité tympanique, la muqueuse est scléreuse, les osselets immobilisés dans l'adhérence et la sclérose. L'oreille est sèche cicatricielle, mais l'audition est souvent assez fortement altérée, la conduction osseuse est relativement bonne, parfois diminuée dans les aigus. La conduction aérienne se situe entre 20 et 50 dB de perte. Ces otites fibro-adhésives s'accompagnent souvent de mauvais fonctionnement de la trompe d'Eustache. Le traitement en est toujours difficile et souvent aléatoire : décoller le tympan de la paroi interne de la caisse, reconstituer le néo-tympan assez éloigné de la paroi interne de la caisse pour ne pas s'y

accoler à nouveau, vérifier et maintenir le bon fonctionnement de la trompe d'Eustache sont les conditions d'une réussite souvent difficile à obtenir.

Aussi, ces séquelles doivent-elles être prévenues par une thérapeutique active des otites tendant à la chronicité.

6. **Tympanosclérose.** — Elle constitue un processus de cicatrisation d'une otite subaiguë ou chronique longtemps laissée à elle-même. Le tympan n'est pas adhérent à la paroi interne de la caisse mais il est envahi par la sclérose et parfois calcifié. Le traitement est analogue à celui de la forme adhésive mais meilleur dans ses résultats. Dans des cas très rares, la cicatrisation se fait sous forme d'un processus ostéomateux envahissant tympan, osselets et fond de caisse.

7. **Causes traumatiques.** — Une perforation tympanique peut être due à un traumatisme : déflagration, gifle « bien appliquée » sur le pavillon et par nettoyage instrumental de l'oreille on peut même voir des atteintes des osselets : un traitement chirurgical est alors nécessaire. Mais un pansement occlusif par un plastique ou un papier adhérant au tympan et servant de guide à la cicatrisation peut être suffisant dans une simple déchirure de tympan. Sinon, une myringoplastie sera ultérieurement effectuée. Dans ces perforations traumatiques, aucune instillation ne doit être faite dans le conduit.

8. **Otospongiose (ou otosclérose).** — L'otospongiose est d'une cause tout à fait différente des otites chroniques. Il s'agit d'une dystrophie osseuse qui atteint l'articulation de l'étrier dans la fenêtre ovale : un foyer otospongieux soude la platine de l'étrier au cadre de la fenêtre, à sa partie antérieure

d'abord, puis dans sa totalité. Il en résulte une ankylose étrier-fenêtre (ankylose stapédo-vestibulaire).

L'otospongiose réalise en clinique l'aspect le plus net des surdités de transmission ; puis peu à peu, la maladie évoluant, la surdité devient mixte.

Elle atteint 2 fois sur 3 les femmes, est souvent familiale (génétique dominant mais cas latents) passant volontiers une génération. Elle apparaît au début de la vie génitale, vers la puberté, augmente lors des grossesses ou de l'allaitement, peut se stabiliser à la ménopause.

Elle se manifeste volontiers au début par des bourdonnements souvent intenses accompagnant une baisse de l'audition évoluant parfois par paliers rythmés par les épisodes génitaux. Le tympan est mobile. La tympanométrie est normale. Il n'existe généralement pas d'antécédents d'infection.

L'examen de l'audition montre une surdité de transmission particulièrement nette : Weber latéralisé du côté sourd, Rinné nettement négatif, conduction osseuse normale voire même apparemment augmentée. L'épreuve de Bing est négative — la COA est égale à la COR.

Deux épreuves sont ici particulièrement nettes surtout à l'acoumétrie au diapason mais aussi à l'audiométrie osseuse : le *signe de Bonnier :* le son émis par un diapason placé sur la rotule ou un os est perçu dans l'oreille.

L'*épreuve de Lewis* est particulièrement nette : un diapason placé sur le tragus est moins bien perçu que le diapason placé sur la mastoïde ; la conduction osseuse dure plus longtemps que la conduction par le cartilage du Tragus.

L'audiogramme permet de préciser ces signes et montre la conservation longtemps prolongée de la conduction osseuse par rapport à la conduction aérienne fortement perturbée au début sur les graves puis peu à peu sur les aigus pour entraîner une surdité mixte d'évolution habituellement très lente.

La tympanométrie est normale, fait notable dans une surdité de transmission et le réflexe stapédien est aboli sur cet osselet ankylosé. Au début de l'otospongiose, on peut voir un déplacement de l'aiguille seulement à l'ouverture et à la fermeture de l'émission sonore et à gauche, alors que normalement la déviation se fait toujours à droite et pendant toute la durée du son. On appelle effet *on off* cet aspect très particulier.

La qualité de la conduction osseuse permet de préjuger du résultat opératoire possible. Cette conduction osseuse présente cependant une encoche *dite de Carhart* en forme de V sur le 2 000 qui disparaît après une intervention réussie. De même, après celle-ci, la conduction aérienne doit venir se juxtaposer à la conduction osseuse rétablissant l'égalité normale des deux courbes.

La chirurgie de l'otospongiose après de nombreux tâtonnements est aujourd'hui codifiée. En 1935, Sourdille a montré la possibilité d'une récupération auditive en « fenestrant » le canal semi-circulaire externe. Le vestibule transmettait ainsi à la cochlée par l'intermédiaire de la périlymphe les vibrations acoustiques. Mais la récupération n'était qu'incomplète. La chirurgie cependant devenait possible. Ultérieurement, on a mobilisé en appuyant sur le col de l'étrier ankylosé, fracturant la synostose platine de l'étrier — rebord de la fenêtre ovale, ou bien la platine de l'étrier était mobilisée en forant de multiples trous entre le rebord de la platine et la fenêtre mais dans ces opérations le foyer otospongieux était maintenu et la synostose se rétablissait, l'audition revenant à son stade antérieur.

Actuellement, deux méthodes surtout sont utilisées : l'une enlève en totalité ou en partie la platine de l'étrier avec les branches de celui-ci. La platine est remplacée par une greffe veineuse ou mésenchymateuse sur laquelle est branchée une columelle en Téflon qui la raccorde à la branche descendante de l'enclume.

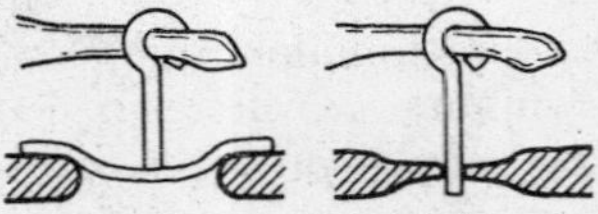

Fig. 29

Ainsi, l'étrier est remplacé par un complexe, greffe et piston Téflon dans une fenêtre ovale libérée. D'autres, plus simplement, enlèvent l'étrier sauf la platine et forent dans la platine un trou calibré exactement au diamètre du piston de Téflon raccordé à la branche descendante de l'enclume. Les vibrations sont ainsi transmises au liquide périlymphatique sans interposition de veine.

Il existe toujours un danger de labyrinthisation voire de surdité complète après l'intervention mais celle-ci dans la presque totalité des cas donne une récupération assez spectaculaire de l'audition et les bourdonnements diminuent ou disparaissent.

9. **Causes tumorales.** — Elles sont beaucoup plus exceptionnelles. En dehors des polypes, on peut voir se développer sur une otite chronique à aspect cicatriciel un épithélioma, cancer de l'oreille, qui réalise une otite chronique volontiers hémorragique, douloureuse nécessitant une intervention large et une radiothérapie complémentaire de résultat le plus souvent incomplet.

Le glomus jugulaire est de même une tumeur exceptionnelle. C'est une tumeur vasculaire généralement située sur le plancher de la caisse du tympan. Elle apparaît sous forme rosée derrière le tympan ou perforant celui-ci, se présente comme un bourgeon charnu mais fortement hémorragique. Cette tumeur doit être opérée. L'intervention est parfois difficile étant donné la possibilité d'extension de cette tumeur vasculaire à la base du crâne et aux éléments nerveux qui la traversent.

10. **Fracture du crâne.** — Les fractures du crâne peuvent donner lieu quand elles sont dans le sens longitudinal du rocher à une surdité de transmission due à un hématome de la caisse du tympan. La ligne de fracture passe par les cavités pneumatiques de l'oreille : mastoïde, caisse, trompe d'Eustache. En général, quand l'hématome se résorbe, la surdité disparaît. Lorsque la récupération est incomplète et la conduction osseuse bonne, on explore la caisse du tympan pour rechercher la possibilité d'une luxation traumatique ou fracture des osselets que l'absence de réflexe stapédien permet de soupçonner (pic élevé à la tympanométrie) ou une fibrose commençante due à l'organisation de l'hématome (fig. 23).

11. **Les malformations de l'oreille.** — Si elles sont congénitales, elles ne sont pas souvent héréditaires ou familiales.

Les grandes aplasies associent une malformation du pavillon réduit à un moignon, une imperforation du conduit, une asymétrie faciale fréquente et parfois des fistules cervicales. On doit rechercher l'atteinte auditive qui est le plus souvent une surdité de transmission mais très prononcée, ou mixte, à prédominance de transmission.

L'oreille opposée même apparemment normale est parfois le siège d'une malformation minime portant sur les osselets.

Dans d'autres cas, l'aplasie congénitale se borne à cette malformation isolée des osselets et de la caisse du tympan. Le pavillon, le conduit apparaissent normaux avec parfois cependant une asymétrie, une petite anomalie par rapport à l'autre oreille. L'atteinte de l'audition est de type de transmission typique comme dans l'otospongiose mais fixe, stable et sans bourdonnements. La CA est très basse, la CO, presque normale. Les tomographies du rocher viseront à évaluer les atteintes de la caisse du tympan et des osselets. Mais surtout elles permettront d'envisager une intervention exploratrice et réparatrice dans les grandes aplasies et les malformations mineures. Cette intervention précise l'atteinte des osselets, marteau et enclume souvent soudés entre eux et aux parois de la caisse, malformés : discontinuité ossiculaire, étrier soudé ou réduit à sa platine. Entre des mains rompues à cette chirurgie très spéciale, les résultats auditifs sont parfois remarquables. On y associe dans les grandes aplasies la reconstruction esthétique du pavillon et fonctionnelle du conduit.

III. — Les surdités mixtes

Nous avons vu que toutes les surdités de transmission lorsqu'elles évoluent depuis longtemps, qu'elles soient infectieuses ou inflammatoires, retentissent à plus ou moins brèves échéances sur l'organe de perception : la cochlée. Il en résulte une surdité mixte. Dans ces surdités-ci l'atteinte cochléaire s'associe à l'atteinte des éléments de la caisse du tympan. Les interventions que nous avons vues donnent des résultats beaucoup moins brillants. Il ne peut être question de rétablir une audition meilleure que celle que commande la *réserve cochléaire*, c'est-à-dire la conduction osseuse. C'est dire que, dans un catarrhe tubaire récidivant dans une otite chronique cholestéatomateuse ou non, dans une otospongiose, une intervention relativement précoce doit être envisagée (fig. 30).

IV. — Les surdités de perception

Rappelons les signes des surdités de perception : les sons aigus sont généralement les plus fortement touchés. Ces surdités s'accompagnent souvent de bourdonnements au timbre aigu. A la voix, les phonèmes aigus sont mal perçus.

Les signes otoscopiques sont normaux. La tympanométrie normale = tympan normal — trompe perméable.

L'examen au diapason montre la triade : Rinné positif, conduction osseuse diminuée, Weber latéralisé à l'oreille la meilleure, Bing positif.

L'examen audiométrique montre une atteinte parallèle et sensiblement identique de la courbe aérienne et de la courbe osseuse généralement plus marqués sur les aigus et précocement sur le 4 000. La courbe « plonge » sur les aigus et gagne peu à peu vers les graves longtemps respectés. L'écart entre COA et COR est présent. Le recrutement doit toujours être recherché car il permet d'affirmer une lésion cochléaire.

L'audiométrie vocale montre l'inclinaison de la courbe sur la normale et l'apparition fréquente d'un plateau d'intelligibilité au-dessous de 100 %.

Les surdités de perception sont dues à une atteinte de l'appareil de réception depuis la cochlée jusqu'aux centres nerveux.

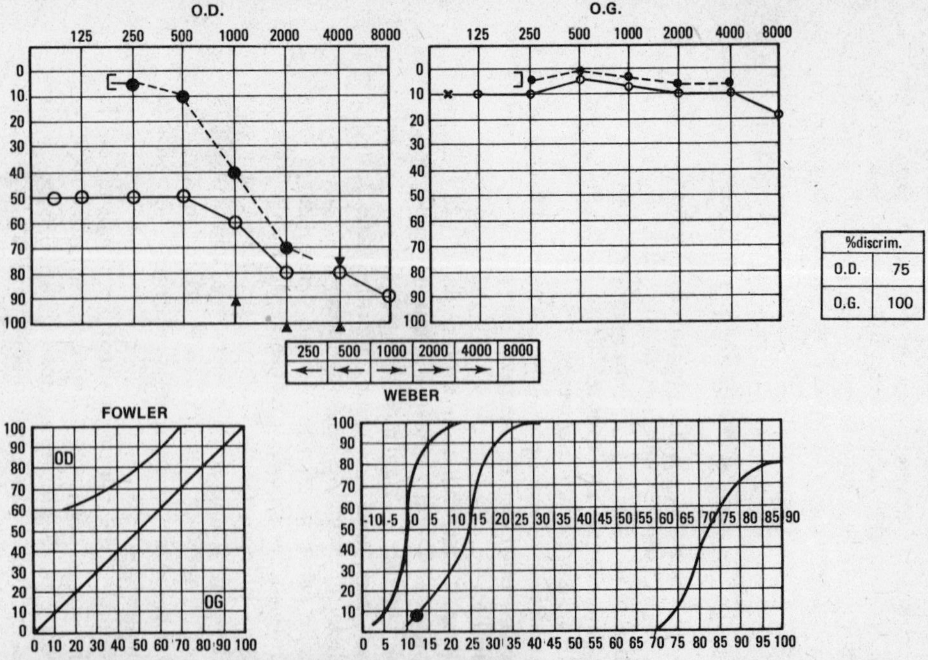

Fig. 30. — Surdité mixte unilatérale droite.

Rinne négatif sur les graves, pincé sur les aigus ; Weber latéralisé du côté atteint sur les graves et du côté sain pour les aigus ; Fowler montrant un recrutement jusqu'à un certain niveau à partir duquel la courbe devient parallèle à

Qu'il s'agisse d'une atteinte des cellules sensorielles comme on le voit dans les traumatismes, le traumatisme sonore en particulier, les inflammations, les intoxications, qu'il s'agisse d'une altération des liquides et des tissus de secrétion comme dans la maladie de Ménière ou la surdité brusque, qu'il s'agisse d'une altération plus diffuse s'étendant des cellules sensorielles aux voies et aux centres nerveux comme dans la presbyacousie.

1. **Affection du labyrinthe.** — Au cours des otites aiguës ou chroniques, l'infection peut gagner le labyrinthe cochléaire et vestibulaire. Ces *labyrinthites* se traduisent habituellement par un vertige intense associé à une chute de l'audition. Les vertiges peuvent être minimes, intermittents ou n'apparaissant que lorsqu'on appuie sur le tragus pour fermer le conduit de l'oreille. Ils incitent à l'intervention pour éviter une destruction fonctionnelle ou une propagation à travers le labyrinthe de l'infection originelle.

Les *labyrinthoses* réalisent des surdités bilatérales de perception avec fréquemment un recrutement. Il s'agit d'une surdité progressive analogue à une sénescence accélérée qui serait due à des troubles vasculaires de la strie vasculaire et à des troubles ioniques de l'endolymphe et de la cortilymphe.

2. **Troubles tensionnels du labyrinthe ou maladie de Ménière.** — La maladie de Ménière décrite par cet auteur en 1860 est due à des troubles d'hypertension des liquides du labyrinthe membraneux. Cette hypertension est étendue à tout le labyrinthe vestibule et cochlée (sauf les canaux semi-circulaires). Elle se traduit par une triade carcétristique : sifflements, diminution de l'audition

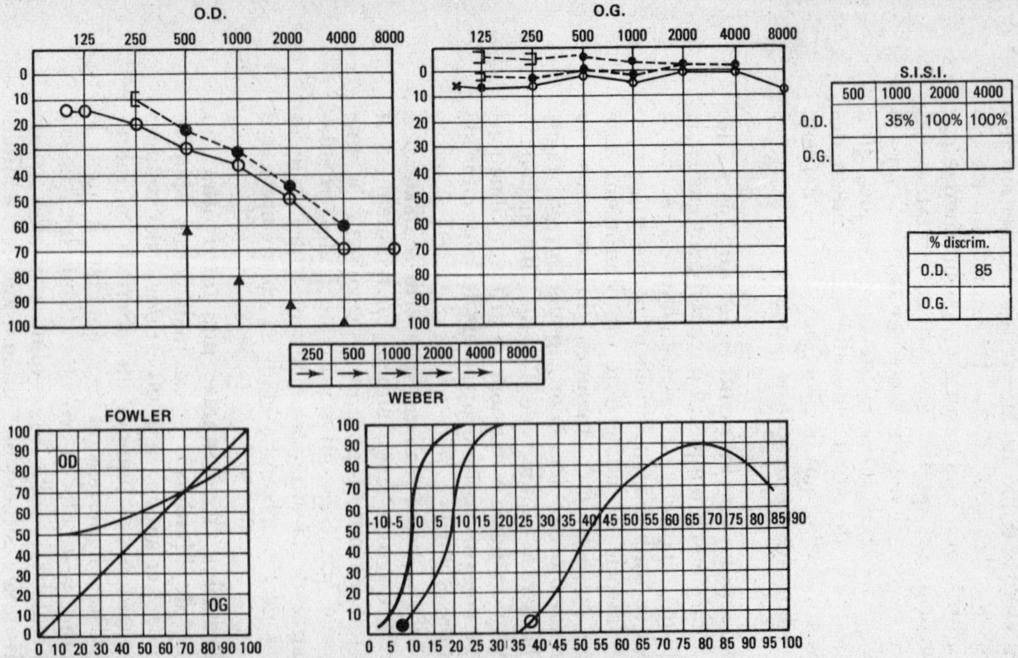

S.I.S.I.	500	1000	2000	4000
O.D.		35%	100%	100%
O.G.				

% discrim.	
O.D.	85
O.G.	

250	500	1000	2000	4000	8000
→	→	→	→	→	

Fig. 31. — Surdité de perception pure unilatérale droite.

OD : chute sur les aigus en voie aérienne ; courbe osseuse collée à la courbe aérienne ; Sullivan normale ; Weber latéralisé du côté sain ; recrutement au Fowler ; diminution de l'intelligibilité en vocale, objectivée par la présence d'un plateau.

OG : courbes normales.

et surtout vertiges, signe le plus manifeste. Ils entraînent des crises à type de mal de mer : sueurs, nausées, vomissements, et durent quelques heures à 1 ou 2 jours. La baisse de l'audition passe au second plan et n'est étudiée que lorsque le vertige a disparu ; elle s'atténue et entre les intervalles des crises, elle apparaît d'abord peu importante mais la répétition, la durée des crises entraînent peu à peu une hypoacousie marquée.

C'est une surdité de perception avec CO parallèle et accolée à CA ; c'est une surdité d'oreille interne mais qui atteint parfois d'une façon importante les sons graves. La courbe peut être ici horizontale parfois en dôme ou en cuvette.

Le recrutement est particulièrement net : épreuve de Fowler, Sissi test, courbe II de l'audiométrie automatique, test de Metz, sont ici généralement manifestes.

Le traitement lors d'une crise consiste en sédatifs et sérum hypertonique intraveineux associé à l'Atropine pour modifier la tension du liquide endolymphatique. La reprise trop fréquente des accès ou leur persistance peuvent amener à la section du nerf vestibulaire qui a pour but et effet de supprimer les vertiges, manifestation la plus invalidante de la maladie de Ménière.

Celle-ci est le plus souvent unilatérale mais quand elle se bilatéralise, le plus souvent secondairement, la surdité peut devenir sérieusement handicapante.

3. **Surdités brusques.** — De la maladie de Ménière, peuvent être rapprochées les surdités brusques atteignant uniquement la cochlée sans vertiges associés.

Le sujet atteint se réveille sourd, ou plus rarement au cours de la journée, présente une atteinte de l'audition isolée, souvent sans bourdonnements et généralement très prononcée. Pensant à une obstruction par bouchon de cérumen, le sujet n'est pas particulièrement affecté. Cette surdité brusque de perception constitue cependant une urgence médicale. Seul un traitement précoce peut amener une récupération partielle ou totale de l'audition dans un nombre important de cas. Ce sont des surdités analogues à celles de la maladie de Ménière : surdité marquée sur les aigus parfois horizontale ou en cuvette, avec diplacousie et toujours un recrutement. Il s'agirait d'un spasme vasculaire entraînant une hypertension brusque du liquide endolymphatique par dilatation capillaire. Un traitement vaso-dilatateur intraveineux associé, dans des cas particuliers, à un traitement antiallergique ou diurétique, voire un traitement en caisson de décompression, peut amener une sédation quasi complète de cette surdité brusque dans les cas vus précocement.

D'autres seraient d'origine virale, analogues aux surdités apparues lors de grippes, d'oreillons, de zona, la maladie passant inaperçue.

4. Nous en rapprocherons les surdités dues aux **décompressions brutales** lors des remontées des plongeurs ou plus rarement à une descente trop rapide. Elles sont à distinguer des surdités dues à un mauvais fonctionnement tubaire, que nous avons vues dans les surdités de transmission, car doit leur être opposé le traitement des accidents barotraumatique : compression puis décompression lente de l'oreille.

5. **Surdités par traumatismes sonores.** — Elles sont devenues plus fréquentes en raison du développement du moteur à explosion, de l'aviation et

d'industries particulièrement bruyantes. La surdité des chaudronniers est connue depuis longtemps, plus récente est celle apparaissant chez les dentistes et due aux vibrations des fraises ultrarapides et celles des fans des orchestres de rock.

Ces surdités peuvent résulter de l'audition de bruits d'une durée courte mais de grande intensité tels que détonations, bruit auquel peut s'associer le facteur souffle ou *blast ;* ou succéder à l'audition prolongée de sons d'intensité relativement forte comme dans l'industrie. Le fait est exprimé par la formule IT, I étant l'intensité T le temps.

Dans l'industrie, les bruits les plus traumatisants sont : les bruits aux fréquences aiguës plus nocives que les graves, les bruits intermittents plus que les continus, les bruits émis à plus de 90 dB, et il faut se souvenir que, dans les usines textiles, le bruit est au-dessus de 100 dB, ainsi que les bruits de moteurs d'avions, du rivetage, du marteau pneumatique.

Ces surdités professionnelles sont favorisées par les atteintes antérieures de l'oreille interne, de la cochlée ; par une otospongiose opérée fragilisant l'oreille interne alors que les lésions de l'oreille moyenne peuvent souvent réaliser une protection relative, la conduction se faisant mal et diminuant l'intensité relative perçue par l'oreille interne.

Joue également la durée d'exposition au bruit qui, dans l'industrie, est toujours de longue durée : plusieurs heures par jour et pendant des années.

Diverses épreuves de fatigabilité de l'oreille au bruit et de lenteur de récupération auditive après exposition de l'oreille au bruit permettent de déceler des cochlées particulièrement susceptibles mais aucun test ne permet d'affirmer le devenir de l'oreille soumise aux bruits intenses et prolongés.

La prévention de telles atteintes de l'oreille interne

dans les milieux industriels peut être obtenue par l'amélioration des conditions de travail, de la qualité acoustique des ateliers et, pour les ouvriers, le port des casques protecteurs ou de coquilles ou de simples bouchons en cire ou matière plastique.

Une surveillance régulière par audiométrie de la fonction auditive et particulièrement de la fréquence 4 000 chez les ouvriers permet de prévenir ceux-ci de la survenue d'une atteinte de la cochlée, de la surveiller et d'envisager avec eux un changement d'affectation d'autant que le déficit peut continuer à s'accentuer par la suite après soustraction du sujet à l'ambiance sonore.

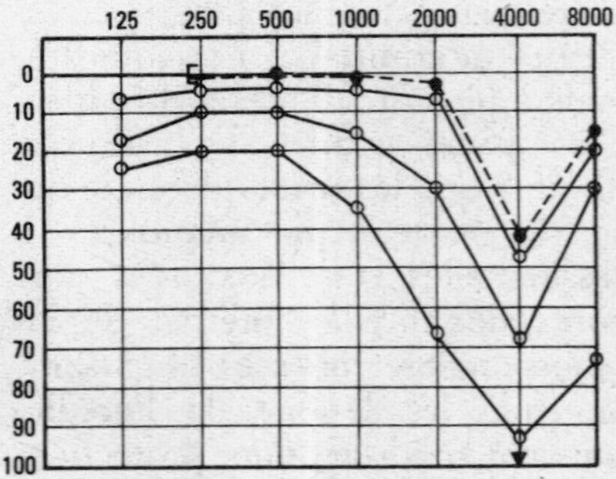

Fig. 32. — Traumatisme sonore.

La courbe est caractérisée par un déficit électif pour la fréquence 4 000 Hz. Au dessous : évolution progressive vers l'aggravation par persistance des traumatismes sonores.

A l'opposé, un bruit bref et très intense peut laisser une atteinte marquée voire une cophose d'une oreille — tir du canon ou dans un stand comme on peut l'observer chez quelques recrues.

Reconnues comme maladies professionelles indemnisables par le décret du 14 mai 1981 n° 42.

Travaux susceptibles de provoquer un déficit auditif pris en charge au titre de maladie professionnelle :

— les travaux sur métaux par percussion, abrasion, ou projection tels que : le décolletage*, l'emboutissage, l'estampage, le

* Postes de travail nouvellement pris en compte.

broyage*, le fraisage*, le martelage, le burinage*, le rivetage, le laminage*, l'étirage*, le tréfilage*, le découpage, le sciage*, le cisaillage*, le tronçonnage*, l'ébarbage*, le meulage*, le polissage*, le gougeage* par procédé arc-air, la métallisation* ;
— l'utilisation de marteaux et perforateurs pneumatiques* ;
— la manutention mécanisée de récipients mécaniques* ;
— les travaux de verrerie* à proximité des fours*, machines de fabrication*, broyeurs* et concasseurs*, l'embouteillage* ;
— le tissage sur métiers à navette battante ;
— la mise au point, les essais* et l'utilisation* de propulseurs, réacteurs, moteurs thermiques* ou électriques*, groupes électrogènes*, groupes hydrauliques*, installations de compression ou de détente* fonctionnant à des pressions manométriques différentes de la pression atmosphérique* ;
— l'emploi et la destruction de munitions ou d'explosifs militaires.
— l'emploi d'explosifs en galerie souterraine* ;
— l'utilisation des pistolets de scellement* ;
— le broyage*, le concassage*, le criblage*, le sciage* et l'usinage* de pierres et de produits minéraux ;
— les installations de séchage de matières organiques par ventilation* ;
— l'abattage et le tronçonnage des arbres* ;
— l'emploi de machines à bois en atelier* ;
— l'utilisation des bouteurs*, décapeurs*, chargeuses*, moutons*, pelles mécaniques* ;
— le broyage*, l'injection* et l'usinage* des matières plastiques* et du caoutchouc* ;
— le travail sur rotatives dans l'industrie graphique* ;
— la fabrication et le conditionnement mécanisé du papier et du carton* ;
— l'emploi de matériel vibrant pour l'élaboration de produits en béton* ;
— les essais et la réparation d'appareils sonores*.

Le délai de prise en charge est de 3 mois après la fin de l'exposition au bruit (sous réserve d'une durée d'exposition au risque de 1 an réduite à 30 jours en ce qui concerne la mise au point des propulseurs.

Désignation des maladies : déficit auditif bilatéral par lésion cochléaire irréversible et ne s'aggravant plus après la cessation d'exposition au risque.

Le diagnostic sera confirmé par une audiométrie

effectuée de 6 mois à 1 an après la cessation de l'exposition au bruit lésionnel.

Cette audiométrie doit être tonale et vocale et faire apparaître au minimum sur la meilleure oreille un déficit moyen de 35 dB calculé sur les 4 fréquences conversationnelles, 500, 1 000, 2 000 et 4 000. Dans le calcul, le chiffre doit correspondre au seuil d'intelligibilité en audiométrie vocale.

Une atteinte de l'audition n'entrant pas dans le tableau 42 ci-dessus défini doit être déclaré à l'Inspection du Travail (art. L 500 du Code de la SS).

6. **Traumatismes crâniens.** — Une fracture du rocher peut comporter outre une atteinte de l'oreille moyenne une fracture labyrinthique entraînant une atteinte cochléaire causant habituellement une surdité totale et définitive. Il s'y associe généralement des vertiges par atteinte vestibulaire.

Mais une fracture du rocher peut n'intéresser que le labyrinthe sans atteinte de l'oreille moyenne.

La recherche d'un trait de fracture isolé du labyrinthe nécessite des radiographies de grande qualité : tomographies en série.

Un traumatisme crânien sans fracture du rocher peut entraîner du côté du traumatisme aussi bien que du côté opposé une hypoacousie. Il s'agit d'une surdité de perception assez souvent bilatérale et non symétrique qui peut continuer à se dégrader par la suite. Ces atteintes cochléaires par commotion doivent être distinguées à l'audiogramme des atteintes auditives de l'oreille moyenne par luxation des osselets qui, elles, peuvent être corrigées par une intervention.

7. **Surdités toxiques.** — En dehors des intoxications que l'on peut voir lors de la médecine du

travail : intoxications par l'oxyde de carbone, le gaz carbonique, l'arsenic qui peuvent retentir sur l'audition, c'est plus fréquemment une atteinte médicamenteuse de la cochlée qui détermine ces surdités de perception par toxiques. Si la quinine à titre de traitement du paludisme, ou le salicylate, qui était autrefois employé dans le traitement du rhumatisme articulaire aigu, étaient connus, c'est surtout aux antibiotiques de la famille des aminosides qu'est due cette atteinte cochléaire médicamenteuse. C'est la découverte de la Streptomycine, en 1947, et son application au traitement de la tuberculose qui a révélé la toxicité de cet antibiotique pour la cochlée et le vestibule. Les médicaments de la même série qu'il s'agisse de la Dihydrostreptomycine, de la Kamycine, de la Néomycine, de la Gentalline ou de la Sisoline sont également toxiques pour la cochlée. Cette toxicité dépend d'une susceptibilité particulière du malade, des traitements antérieurs par des médicaments de même nature, et également, de la concentration médicamenteuse sérique excessive qui peut être observée chez des insuffisants rénaux. D'où la nécessité, lors de traitement un peu prolongé de cette médication, de surveiller la bonne élimination rénale et la valeur de la créatinine, et de surveiller l'audition chez des malades obligés de suivre, durant quelque temps, ces thérapeutiques dangereuses pour l'oreille, surtout si l'oreille interne présentait déjà une déficience avant l'administration du médicament.

Quant aux surdités dites endogènes par intoxications dues à des troubles humoraux comme l'urémie dans la néphrite chronique, l'hyperglycémie dans le diabète, l'hypercholestérolémie, l'hyperuricémie, on les retrouve rarement comme cause de surdité et leur rôle semble très secondaire à l'origine des surdités de perception. Inversement, chez des malades atteints de néphrite ou de diabète, on trouve assez peu souvent d'atteinte de l'oreille interne. Néanmoins, chez tout sujet présentant une atteinte progressive de l'oreille interne, il est bon de faire un bilan vasculaire et humoral général pour déceler et traiter une éventuelle anomalie tensionnelle, vasculaire ou humorale.

Les surdités héréditaires sont parfois d'apparition tardive à l'âge adulte mais elles seront décrites au chapitre des surdités de l'enfance.

8. **La presbyacousie** — ou surdité de sénescence — apparaît, comme la presbytie pour l'œil, vers 45-50 ans et est une conséquence fatale du vieillissement apparaisant cependant plus ou moins tôt évoluant plus ou moins vite selon les sujets.

Cependant des courbes moyennes ont été établies auxquelles on peut en référer quand il s'agit d'étudier une surdité chez un sujet âgé de façon à ne pas prendre pour pathologique une atteinte cochléaire due seulement au vieillissement.

Les lésions auxquelles sont dues les presbyacousies apparaissent au niveau de l'organe de Corti avec disparition des cellules sensorielles, atrophie de la strie vasculaire nourricière et productrice de l'endolymphe, rigidité de la membrane basilaire commençant à la base du limaçon au niveau de la perception des aiguës. Cette dégénérescence nerveuse s'étendrait au niveau du ganglion spiral, du nerf cochléaire et des voies centrales. Cette atrophie du ganglion spiral explique l'absence habituelle du recrutement dans la sénescence de l'oreille. L'atteinte par l'âge des centres nerveux et du cerveau en général explique le caractère un peu particulier de cette surdité.

Les presbyacousiques ont avant tout du mal à entendre dans le bruit. Les réunions mondaines, les repas de famille perturbent la compréhension du langage. Les sons aigus sont mal perçus même dans le silence (telles la montre, la sonnette). Il existe assez souvent des bourdonnements au timbre aigu mais toujours assez légers.

A l'audiométrie, la courbe est toujours plongeante sur les aigus, le 4 000, le 8 000 étant les premiers atteints — puis la chute progresse sur le 2 000, le 1 000, le 250, le 500 sont longtemps maintenus à un niveau satisfaisant.

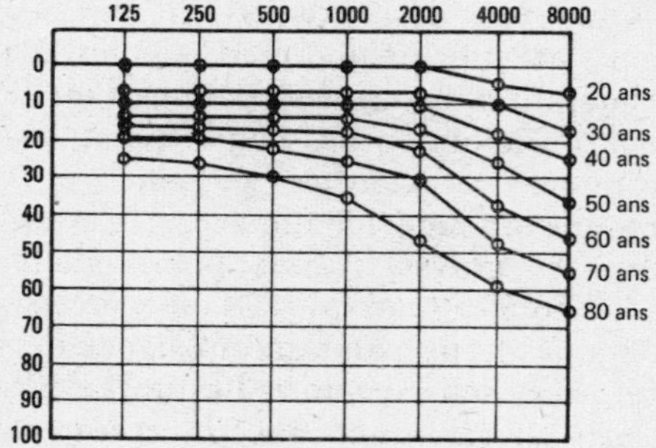

Fig. 33. — Presbyacousie (surdité de sénéscence) évolution moyenne suivant l'âge.

Dans certaines formes dites aggravées la courbe peut être plus précocement atteinte — de 10 à 20 ans — que celle de l'âge.

V. — Lésions rétrocochléaires

1. **Lésions radiculaires.** — Dans ce groupe, le nerf auditif est atteint au niveau de son tronc compris entre son origine apparente bulbaire et son entrée dans la cochlée au fond du conduit auditif interne.

A) *Les tumeurs.* — Il s'agit en général d'un neurinome développé sur la branche vestibulaire du nerf acoustique, lequel comprend le nerf cochléaire et le nerf vestibulaire. C'est une tumeur bénigne histologiquement mais son développement progressif dans la fosse cérébrale postérieure proche du bulbe et du cervelet en fait une tumeur redoutable du fait de son siège d'où l'intérêt d'un diagnostic précoce. En clinique, elle se caractérise par l'installation très lentement progressive d'une surdité unilatérale accompagnée souvent de bourdonnements. Cette surdité présente tous les caractères d'une surdité de perception : atteinte prédominant sur les fréquences élevées, latéralisation du Weber dans l'oreille saine, diminution ou abolition des conductions osseuses. A l'audiogramme, les courbes aériennes et osseuses montrent une atteinte identique qui s'accentue des aigus vers les graves. A une phase ultérieure, la cophose est totale. Cette surdité de perception a la caractéristique de ne pas s'accompagner de recrutement sauf exception rarissime. Les tests de Fowler et de Luscher ne montrent pas de recrutement. De même, le Sissi test et la recherche de l'audiométrie automatique ne montrent pas de pincement de la courbe mais parfois une courbe du type III ou IV de Bekesi. Le réflexe stapédien est aboli ou, quand l'audition est encore conservée, l'écart entre la courbe tonale et le seuil du réflexe est augmenté, plus élevé que normalement et il y a dégradation, decay test du réflexe (cf. p. 51).

Un signe intéressant et facile à rechercher à l'audiométrie est la disparition du son au seuil ou *decay test.* Une fatigabilité de plus de 20 dB est très probablement la manifestation d'une lésion tronculaire. En somme, il s'agit dans les cas typiques d'une surdité de perception unilatérale avec absence de recrutement et fatigue au decay test manifeste. Mais, sur les tumeurs au début, ces signes ne sont pas toujours concordants ni même retrouvés. C'est l'adjonction aux signes cochléaires d'une atteinte vestibulaire se manifestant par des vertiges et des signes vestibulaires à l'examen de l'oreille à l'épreuve calorique qui permettront de conforter le diagnostic. Il s'agit d'ailleurs plus souvent de déséquilibre que de vertige comme ceux observés dans la maladie de Ménière et l'évolution est progressive et non par poussée. La suspicion d'une telle tumeur qu'il faut savoir diagnostiquer au début entraîne comme corollaire un examen radiographique du conduit auditif interne par tomographies, un examen tomodensitométrique au Scanner qui peut montrer une altération du conduit auditif, la recherche par l'étude des potentiels évoqués du tronc cérébral (cf. p. 53) de l'allongement de la latence entre les ondes I et V de la réponse, voire même l'introduction par ponction lombaire d'un liquide opaque, qui dirigé vers le conduit auditif interne, montre la présence d'une tumeur qui refoule le produit opaque. Faire le diagnostic au début d'une telle tumeur est d'une importance capitale car elles peuvent actuellement être opérées par la voie du conduit auditif interne et non par la trépanation postérieure neurochirurgicale de la fosse cérébrale postérieure. Le pronostic en est ainsi amélioré et l'audition peut dans les cas favorables être conservée lorsqu'elle est encore modérément atteinte.

B) *Causes infectieuses.* — Les surdités dues aux maladies infectieuses réalisent une surdité de perception tantôt d'aspect radiculaire ce qui fait penser qu'elles sont dues à des méningonévrites, tantôt d'aspect cochléaire par neurolabyrinthite. On peut penser que certaines surdités unilatérales découvertes chez l'enfant lorsqu'il devient conscient de cette surdité, c'est-à-dire vers l'âge de 7-8 ans, sont dues à des maladies infectieuses contractées antérieurement et au cours desquelles l'enfant n'a pas pu manifester sa surdité. Mais, chez des enfants plus grands, l'apparition d'une surdité au cours des oreillons, d'une méningite cérébrospinale, d'une méningite d'origine virale, d'un zona, peut être rattachée sans ambiguïté à l'atteinte virale. Une des plus typique est la méningonévrite qui apparaît au cours des oreillons, c'est la *surdité ourlienne* qui peut apparaître chez l'enfant et surtout chez l'adulte accompagnée de signes méningés plus ou moins nets. Elle réalise une surdité de perception souvent très marquée, généralement unilatérale.

Au cours des méningites et particulièrement des méningites cérébrospinales, l'atteinte du nerf auditif succède parfois à l'atteinte méningée. Ces surdités, bien que le plus souvent unilatérales, peuvent être bilatérales et souvent incomplètes.

La syphilis, autrefois fréquemment invoquée, à l'origine de surdité d'apparition brusque ou d'évolution rapidement progressive semble très rare à l'heure actuelle. On ne peut admettre cette étiologie qu'en présence de réactions sérologiques positives.

2. **Surdités centrales.** — Il s'agit, sous ce terme, de surdités dues à une lésion du tronc cérébral ou de la région corticale ou sous-corticale du cerveau. On peut dire d'une façon schématique que plus la lésion est basse, plus l'altération de l'audition est marquée et plus elle est haute, plus celle-ci s'efface et prédominent alors les troubles de l'intégration du langage, de la compréhension. L'audiométrie tonale montre donc, surtout dans les formes basses, une

surdité de perception qui ne présente pas de recrutement. Toute une série de tests à l'audiométrie vocale ont été utilisés en laboratoire pour mettre en évidence l'intégration difficile du message vocal dans les atteintes centrales, soit que la voix soit filtrée en audiométrie, c'est-à-dire qu'il existe un filtre passe-bas supprimant les fréquences basses : un sujet normal comprend déjà mal les mots spondéiques, ainsi filtrés, un sujet atteint de troubles centraux en voit encore plus nettement diminuer la compréhension. Il en est de même si le message vocal est émis à une vitesse accélérée. De même, une partie du message peut être envoyée dans une oreille et une partie dans l'autre ; chez le sujet normal, l'addition des deux messages est aisée, chez le sujet atteint d'une surdité centrale, cette synthèse est beaucoup plus difficile. On peut ainsi faire apparaître que c'est la compréhension, l'intégration cérébrale du langage qui est surtout perturbée, les tests audiométriques tonaux l'étant moins.

Au maximum, dans ces troubles d'intégration, il s'agit de surdité verbale ou aphasie de Wernicke qui est l'incompréhension du langage parlé, l'impossibilité de l'écriture sous la dictée alors que la parole du sujet est possible mais on rentre ici dans le domaine neurologique et non plus dans le domaine des voies auditives.

3. **Surdités psychogéniques.** — Les surdités psychogéniques apparaissent chez des sujets névropathiques voire hystériques après accidents, catastrophes, bombardements. Cette surdité peut comporter une part réelle par traumatisme sonore ou souffle, une part de simulation, une part d'exagération involontaire. Les tests audiométriques tonaux et vocaux et les tests de la recherche d'une simulation seront utilisés.

Il est parfois difficile de départager l'importance de la simulation ou de l'exagération inconsciente et d'évaluer correctement le taux d'invalidité.

VI. — Traitement des surdités de perception

Les surdités de perception sont le plus souvent définitives. Les cellules nerveuses une fois détruites ne se régénèrent pas. Hormis le cas des surdités brusques curables quand elles sont vues précocement, des surdités de syndrome de Ménière sur lequel on peut avoir quelque action, le traitement médical des surdités de perception est surtout préventif : suppression des toxiques exogènes, endogènes ou médicamenteux, protection du bruit dans le travail et surveillance de l'audition des travailleurs.

A titre préventif également, surveillance de la femme enceinte, syphilis, rubéole, toxoplasmose — incompatibilité rhésus à la naissance...

Dans des cas encore exceptionnels, une intervention a été proposée :

1. **Implants cochléaires.** — Les surdités totales qui ne présentent aucun reste auditif peuvent, surtout chez les enfants sourds-muets, bénéficier d'une intervention par implants cochléaires. L'organe de Corti étant fonctionnellement détruit, le nerf auditif, lui, peut, contrairement à ce que l'on pensait, être encore, au moins en partie, fonctionnellement utilisable. On s'en assure en excitant la fenêtre ronde électriquement et en obtenant une réponse subjective du sujet ou objective à l'épreuve des potentiels évoqués. On peut alors stimuler directement le nerf auditif en introduisant dans la cochlée des implants cochléaires court-circuitant l'organe de Corti. Il s'agit d'électrodes minuscules en platine garnies de Téflon

au nombre de 12 (comme dans les télécommunications, les vocoders qui transmettent la parole à longue distance n'emploient que 12 canaux), implantés dans la cochlée à des niveaux différents par des fenêtres forées dans l'os, chaque localisation d'implant étant séparée de sa voisine par une cloison en Téflon. Chaque implant excite ainsi une bande sonore précise et différente. Un récepteur placé dans la région mastoïdienne est conecté aux électrodes, d'une part, à une antenne placée sur des lunettes, d'autre part ; un boîtier émetteur placé dans une malette envoie à l'antenne des messages. Le sujet entend des « sons » qui ne sont pas nos phonèmes mais qu'une aide phoniatrique opiniâtre, apprend au sourd à décoder et à traduire en phonèmes comme une langue étrangère.

Ces interventions nécessitant une grande habileté opératoire, un matériel électronique complexe, une aide orthophonique de longue durée sont encore en nombre limité, au stade expérimental, mais constituent peut-être un espoir pour les sourds totaux.

2. **Prothèse auditive.** — Les surdités de perception peuvent bénéficier de prothèse auditive dans un certain nombre de cas mais non dans tous.

Les surdités de transmission ou mixtes qui ne sont pas susceptibles d'amélioration par intervention chirurgicale ou que le sourd ne veut pas faire opérer peuvent bénéficier d'une prothèse avec généralement un bon résultat du fait que la conduction osseuse et par conséquent la valeur de la cochlée est relativement conservée.

A) *Les appareils.* — Un appareil de prothèse auditive comporte :

— un microphone qui transforme les sons en tension électrique ;

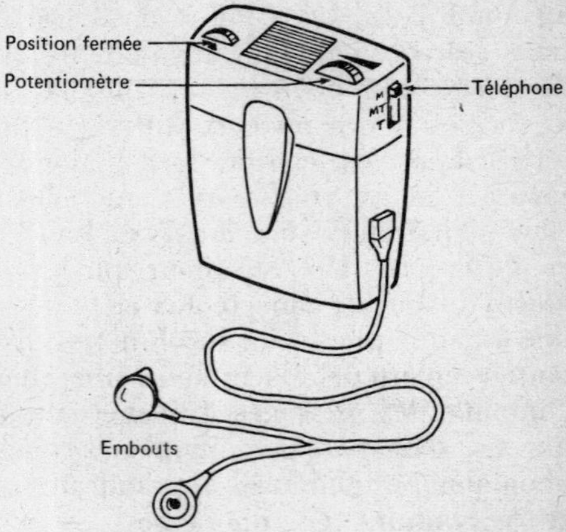

Appareil
à boîtier

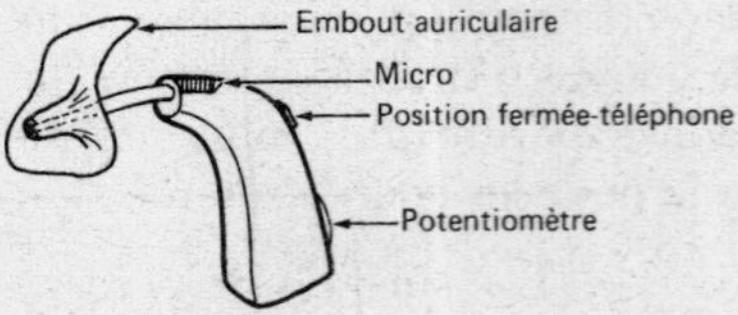

Appareil type
contours d'oreille

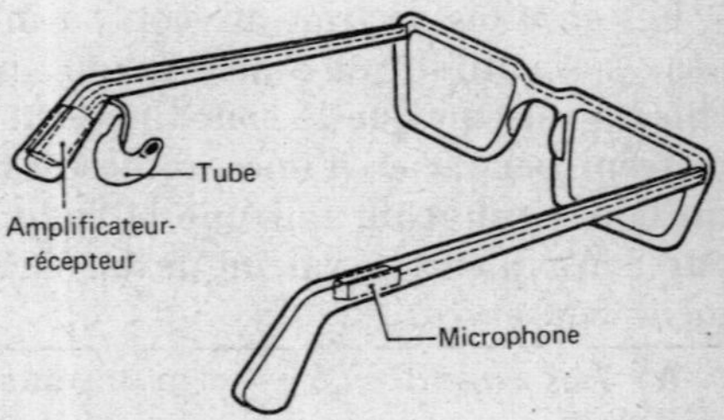

Procédé Cros
sur monture
de lunette

Fig. 34

— un amplificateur comportant des transistors ;
— un écouteur qui restitue en sons la tension électrique amplifiée.

L'appareil est alimenté par une pile de très petit volume, de coût modique, de longue durée (100 heures) et est munie d'un commutateur et d'une molette de réglage d'intensité : le potentiomètre.

1) Les appareils se présentent sous forme d'appareil à boîtier comportant microphone, amplificateur et pile, fixé sur la poitrine. Le boîtier est relié par un fil à l'écouteur. Ces appareils solides, très puissants et faciles à manier sont peu demandés en raison de leur aspect dit « inesthétique » et des bruits de frottement du boîtier sur les vêtements, qu'ils amplifient.

2) Les contours d'oreille sont les plus employés car légers, petits, dissimulés dans la chevelure, peu visibles, s'orientant avec les mouvements de la tête. Ils sont cependant difficiles à manier par les vieillards.

3) Les lunettes auditives où l'appareillage est contenu dans les branches épaissies des lunettes ont l'inconvénient inhérent au port de celles-ci.

Les appareils intra-auriculaires relativement cachés dans la conque de l'oreille amplifient moins.

L'écouteur est habituellement monté sur un embout auriculaire en plastique obtenu après moulage de l'oreille. L'adaptation doit être parfaite pour que l'appareil ne siffle pas (effet Larsen). Tels sont les appareils à conduction aérienne de beaucoup les plus utilisés.

4) Les appareils à conduction osseuse comportent comme écouteur un vibrateur placé sur la mastoïde. Ils ne sont utilisés que lorsque la voie aérienne n'est pas possible et que la conduction osseuse est bonne, soit très rarement.

Les appareils doivent être homologués par la Sécurité sociale et leurs caractéristiques acoustiques définies. « Le gain acoustique » est la valeur moyenne (en décibels) ou gain pour toutes les fréquences, l'appareil étant réglé au maximum d'intensité. On distingue ainsi les appareils à gain faible au-dessous de 40 dB, à gain moyen de 40 à 70 dB (les plus fréquents), à gains élevés au-dessus de 70 dB.

« La courbe de réponse » est donnée pour toutes les fréquences, de 250 à 6 000, à une amplification moyenne de l'appareil pour un son d'entrée de 60 dB, correspondant à la voix.

La courbe de saturation est le maximum d'amplification que peut donner l'appareil pour une puissance de son d'entrée de 100 dB.

Pour l'audition du téléphone, les appareils sont équipés d'une bobine d'induction qui utilise le champ magnétique créé par l'écouteur du combiné (ou récepteur téléphonique). En plaçant le commutateur en position T, on obtient une écoute amplifiée. De cette façon, le son téléphonique est isolé des bruits ambiants non amplifiés, le microphone n'étant plus branché.

De même, l'installation dans les théâtres et lieux d'activité culturelle de « boucles magnétiques » permet aux sourds d'entendre mieux : le bruit de fond, si gênant, d'une salle, est éliminé ; le microphone étant inutilisé, le flux magnétique est capté directement par l'appareil.

Les malentendants sans prothèse peuvent d'ailleurs au téléphone remplacer la capsule de leur combiné par une capsule spéciale peu coûteuse ou avoir en poche un « coupleur » petit boîtier adaptable sur tout combiné.

Il existe également des signalisations lumineuses

indiquant aux sourds que le téléphone, ou qu'à la porte, on sonne, qu'un enfant pleure ou appelle, des vibrateurs qui jouent le rôle de réveil matin.

En attendant que les émissions téléphoniques et la parole soient transcrites et lues sur un écran (système Leon).

B) *Indication.* — 1) L'indication d'une prothèse auditive doit être faite par un spécialiste ORL. Celui-ci est seul capable de rechercher la cause de la surdité, la thérapeutique éventuelle à y apporter, la possibilité d'amélioration de l'audition par prothèse. Un appareil ne s'achète pas seulement à la vue d'une publicité alléchante.

Cette indication est posée sur l'examen de l'oreille et de l'audition, acoumétrique et audiométrique. Celle-ci comporte une courbe tonale liminaire et supraliminaire à la recherche du recrutement, une courbe vocale.

Elles permettent de classer les hypoacousies en légère, moyenne, sévère, correspondant au gain des appareils décrits.

C'est à un audioprothésiste qualifié qu'il appartient de choisir l'appareil, de confectionner l'embout auriculaire, de contrôler le gain obtenu et sa permanence.

2) Au-dessous de 30 dB de perte, une hypoacousie ne doit pas être appareillée : la conversation est encore bien perçue. Une surdité totale non plus évidemment, une hypoacousie unilatérale avec oreille controlatérale bonne ne bénéficiera pas d'une prothèse.

Certaines oreilles ne doivent pas être appareillées, soit que la surdité puisse être traitée par une intervention minime — catarrhe exsudatif par exemple — ou qu'une intervention s'impose : cholestéatome invasif.

Mais les oreilles opérées ou ayant des séquelles d'otite chronique, les otospongioses inopérables ou opérées avec résultats insuffisants peuvent être appareillées avec succès et en général les surdités bilatérales de transmission ou mixtes avec conduction osseuse relativement conservée et Rinné négatif donnent de bons résultats d'appareillage.

3) Les surdités de perception sont plus difficiles à appareiller en raison du caractère souvent fortement descendant de la courbe sur les aigus, de la fréquence de recrutement qui limite l'amplification, le seuil d'intolérance étant rapidement atteint. De même, une courbe d'audiométrie vocale en plateau ou en cloche présage une difficulté d'appareillage.

Aussi, les appareils destinés aux surdités de perception sont-ils le plus souvent dotés d'un système de compression ou d'écrêtage, parfois les deux associés. Dans le système à compression à partir d'une certaine intensité, le son n'est plus amplifié que d'une façon proportionnellement moindre, mais cette compression n'est pas immédiate. Dans l'écrêtage, immédiatement efficace, ils ne peuvent dépasser une certaine intensité prédéterminée mais ainsi favorisent les distorsions. Aussi, l'association des deux est-elle utilisée, l'écrêtage immédiat est pris rapidement en relais par la compression de meilleure qualité acoustique.

On peut aussi modérer l'amplification des sons graves, qui, trop intenses, gêneraient l'audition des aigus.

Dans ce but peut être utilisé le procédé CROSS qui consiste à placer le microphone d'un côté et l'amplificateur et l'écouteur de l'autre avec un embout auriculaire ouvert et non obturant ou un simple tube. Ce montage permet d'éliminer le sifflement ou « effet Larsen » que présentent les appareils contours d'oreilles à forte intensité surtout si l'embout n'obture pas parfaitement le conduit. L'écouteur transmet alors au microphone, très proche dans le contour d'oreille le son amplifié qui est réamplifié et retransmis au microphone, etc., d'où effet Larsen.

Cet embout ouvert diminue l'amplification des graves par l'appareil (et, de ce fait, le sourd de perception est moins gêné par le bruit d'ambiance), favorise l'audition des aigus, évite l'effet Larsen aux fortes intensités, et, en outre, améliore la tolérance de l'oreille à l'embout parce qu'il est ouvert.

Des surdités de perception difficilement appareillables ont pu l'être par cette méthode.

Le montage IROS réalise les mêmes avantages sans croisement.

Essais. — Chez le sujet à appareiller, on recherche une courbe d'audiométrie vocale en champ libre sans appareil, puis avec appareil. On juge ainsi le gain auditif, sur l'axe des 50 % de mots compris croisant la courbe vocale.

On apprécie le pouvoir d'intelligibilité en étudiant l'allure de la courbe vocale : redressée, elle constitue un bon cas de prothèse ; inclinée, elle fait prévoir un résultat médiocre, en plateau ou en cloche un mauvais résultat.

La marge d'utilisation de l'appareil et sa tolérance sont évaluées par la distance qui sépare sur le graphique le seuil d'intelligibilité, l'amplification optima exprimée par le sujet comme le plus confortable et le seuil d'intolérance pour lequel l'audition devient désagréable. La prothèse n'est bien tolérée que lorsque ces seuils sont distants l'un de l'autre, ce qui est toujours le cas dans les surdités de transmission dans lesquels l'appareil n'atteint pas le seuil d'intolérance.

Dans les surdités de perception, surtout si elles s'accompagnent de recrutement, le seuil d'intolérance est parfois proche du seuil d'intelligibilité : l'aire de tolérance est étroite. Il est habituellement nécessaire d'avoir recours à une « compression ».

Chez les grands sourds on peut essayer la prothèse et juger de l'apport qu'elle donne à la labiolecture sur le graphique d'audiométrie vocale. Le bénéfice en est parfois assez net pour justifier l'appareillage.

Quand la déficience des deux oreilles est symétrique, on peut envisager l'appareillage des deux oreilles par deux prothèses indépendantes, ce qui a l'avantage d'améliorer l'audition en intensité en gagnant quelques décibels, en la rendant plus confortable, de meilleure intelligibilité, surtout dans le bruit et de rétablir un relief sonore et l'orientation auditive vers celui qui parle.

Chez le sujet âgé, la prothèse n'est le plus souvent utile que dans une ambiance relativement silencieuse, une seule personne parlant, le bruit de fond empêchant le vieillard de comprendre la parole et l'intégration cérébrale étant plus difficile.

L'appareillage est pris en charge par la Sécurité sociale mais le remboursement est minime. La stéréophonie est prise en charge jusqu'à 16 ans. Après 16 ans, un seul appareil est pris en charge.

L'otologiste donne un compte rendu d'examen de l'oreille et un graphique d'audiométrie tonale et vocale ; le prothésiste, un compte rendu d'appareillage.

Un prêt à domicile de l'appareil par le prothésiste est toujours souhaitable, car l'étude de la courbe vocale avant et après appareillage et même la recherche d'intelligibilité dans le bruit ne permettent pas de rendre compte parfaitement du résultat prothétique ; il reste un empirisme artisanal dans la pose d'une prothèse.

De même, l'éducation prothétique du sourd et la surveillance de l'efficacité de l'appareil sont du domaine du prothésiste. Le port d'un appareil ne nuit pas à l'oreille mais, évidemment, n'empêche pas la maladie d'évoluer.

Chapitre IV

SURDITÉ CHEZ L'ENFANT

1. **Introduction.** — Depuis plusieurs années déjà, les moyens mis en œuvre par des équipes médicales et les pouvoirs publics ont permis une évolution considérable de la condition du déficient auditif.

Le dépistage de la surdité néo-natale et infantile s'est beaucoup intensifié et propagé ; les conditions de rééducation et réadaptation du sourd se sont ainsi trouvé modifiées du fait d'une prise en charge de plus en plus précoce.

Devant les techniques nouvelles de dépistage, d'appareillage et les nouvelles modalités de prise en charge de la surdité, il nous a semblé intéressant de consacrer un chapitre traitant uniquement de la surdité infantile.

Il apparaît actuellement que la stimulation des reliquats auditifs de l'enfant sourd est essentielle au développement des voies et centres auditifs au moment où le système nerveux central prend son développement le plus ample. D'où l'utilité d'un dépistage précoce.

Nous envisagerons successivement la détection des surdités chez l'enfant, leur classification, leurs causes et leur traitement.

2. **Le dépistage** est d'autant plus difficile que l'enfant est plus jeune et cependant il y a grand intérêt à dépister une surdité le plus tôt possible. Les centres auditifs ont besoin d'incitations sonores pour se développer. Leur développement conditionne le langage, et le langage, dans une large mesure, le développement intellectuel et la culture, d'où l'intérêt d'une éducation appropriée la plus précoce possible.

A) *Chez le nouveau-né,* doit être pratiqué dans les maternités, cliniques d'accouchement, pouponnières, le test audiométrique élémentaire de Veit et Bizaguet. L'appareil portatif et simple émet 3 bandes de fréquence autour de 500, entre 1 000 et 2 000, au-dessus de 2 500 et un bruit blanc à une intensité de 50 à 100 dB. A l'appareil est relié un écouteur qui est placé près de l'oreille du bébé. Un bouton permet d'émettre le son pendant 1/2 à 1 s, l'enfant étant si possible éveillé ou peu endormi. Chez un enfant entendant bien, l'émission d'un son à une intensité de 80 dB ou au-dessous provoque une réponse réflexe : extension des bras et des jambes suivie de relâchement ou contraction du corps plus générale appelé réflexe de Moro, réflexe palpébral provoquant un clignement de la paupière ; des mouvements des yeux, de la bouche, réveil ou pleurs sont souvent associés.

Le dépistage est facile, demande un opérateur cependant entraîné et se fait en quelques minutes par enfant.

Tout nouveau-né qui n'a pas répondu au test sera réexaminé par la suite.

B) *Chez le nourrisson.* — Le dépistage doit être fait dans les consultations de dispensaire, de crèche, par le pédiatre ou le médecin généraliste et ceci dès les premiers mois. Et particulièrement, chez les nourrissons qui n'ont pas répondu au test à la naissance, chez ceux qui ont eu une naissance difficile, avec anoxie par exemple, ou une infection après la naissance, chez ceux dont la mère a présenté une maladie pendant la grossesse ou qui ont une hérédité de surdité dans la famille.

Les jouets sonores peuvent déjà être utilisés. Ils sont étalonnés dans leur intensité et la fréquence des sons : tambour pour les sons graves, sifflet pour les aigus.

Les bruits significatifs pour le nourrisson : de porte, de biberon agité ou papier froissé.

Bruits d'animaux reproduits par les boîtes de Moatti ou les appeaux de Lafon.

Les bruits doivent éveiller la curiosité de l'enfant.

A 6 mois, l'enfant sourit et tourne la tête à la voix.

A 1 an-16 mois, il réagit à son nom.

Lors de tous ces tests, le testeur est placé en arrière de l'enfant qui joue. Le son est émis à une intensité assez faible puis croissante. L'enfant cesse de jouer et se tourne quand il entend. Un autre son sera émis avec un autre jouet, etc.

L'appareil de Veit et Bizaguet reste toujours valable.

L'enfant dépisté doit être suivi et si l'hypoacousie se confirme, on peut envisager de pratiquer une recherche du réflexe stapédien, une électrocochléographie, une épreuve des potentiels évoqués du tronc cérébral.

C) *Chez l'enfant de 2 ans et demi à 5 ans.* — Le dépistage doit se faire dans les centres de PMI (Protection maternelle et infantile), chez le médecin généraliste ou pédiatre, ou à l'école maternelle. Il s'agit à cet âge généralement d'une hypoacousie avec retard du langage mais parfois aussi d'une surdité profonde qui n'a pas déjà attiré, comme cela est habituel, l'attention plus tôt.

Les jouets sonores, la réaction au nom sont toujours valables mais s'ils donnent une indication sur le fait que l'enfant entend mal ils ne permettent pas d'obtenir un niveau d'audibilité. Si l'enfant est intelligent et coopérant, on utilise les épreuves avec conditionnement évaluant des seuils précis pour les sons purs.

Le *ROC* ou réflexe d'orientation conditionné peut être utilisé entre 1 et 2 ans.

L'enfant, sur les genoux de sa mère, est placé à 1 m de deux haut-parleurs distants l'un de l'autre de 50 cm. Au-dessous de ceux-ci, il y a un théâtre de marionnettes avec des animaux ou poupées que l'on peut changer au cours de l'épreuve. Quand l'enfant entend, il tourne la tête vers le haut-parleur qui émet et le théâtre s'allume. Le son est alors émis à une intensité voisine de celle soupçonnée comme seuil par l'émission des jeux sonores. Bientôt l'enfant tourne la tête vers le baffle qui émet le son avant d'être récompensé par l'illumination de la poupée et montre ainsi qu'il entend. En faisant varier l'intensité et les fréquences — et aussi les marionnettes —, on peut inscrire une courbe approximative.

Après 3-4 ans, on peut utiliser le *peep-show*.

Un son est émis par un haut-parleur ou mieux, si possible, par un écouteur placé sur l'oreille. L'enfant, quand il entend, appuie sur une manette : une image apparaît sur un écran. Si l'enfant appuie sans qu'il y ait émission de son l'image n'apparaît pas. Le conditionnement son, bouton, image est rapide. On baisse alors le son jusqu'à ce que l'enfant n'appuie plus ou hésite : on a alors le seuil.

On peut également, grâce à un vibrateur, obtenir le seuil de la courbe osseuse.

Il existe d'autres conditionnements possibles : mise en marche d'un train électrique, voiture de pompiers sortant du garage... Les seuils à partir de 3 ans sont assez précis.

Une épreuve audiométrique tonale liminaire peut être, comme chez l'adulte, obtenue chez un enfant attentif et intelligent à partir de 6 ans. Et la recherche du réflexe stapédien a toujours un intérêt de confirmation objective des données de l'épreuve subjective.

L'audiométrie vocale peut être utilisée chez le malentendant qui a déjà acquis un minimum de langage, acquisition toujours retardée d'ailleurs, chez l'hypoacousique.

L'épreuve de réaction au nom peut cependant être utilisée très tôt, dès 1 an.

L'enfant placé avec sa mère dans une des deux cabines audiométriques et jouant, son nom est émis à assez forte intensité. L'enfant qui entend réagit, en baissant l'intensité, on peut obtenir un seuil relatif.

Le test aux images peut être utilisé dès 4-5 ans.

L'enfant placé dans la cabine doit montrer les images demandées par le haut-parleur à intensité progressive, épreuve qui demande de connaître à l'avance le vocabulaire de l'enfant et sa reconnaissance des images évidemment.

On peut faire répéter les mots et donner alors l'image à l'enfant quand il a entendu.

D) *A partir de 6-7 ans*, les listes de mots dissyllabiques de Fournier ou Lafon peuvent être utilisés, en employant des mots simples et phonétiquement équilibrés (ce qui veut dire qu'ils constituent en proportion normale les fréquences utilisées dans le langage courant) et naturellement faisant partie du vocabulaire du testé. On peut aussi utiliser des phrases.

Les tests phonétiques de Lafon recherchant l'atteinte cochléaire, la présence de recrutement et surtout les difficultés d'intégration du phonème dans les centres acoustiques ont été proposés.

Toutes ces épreuves peuvent, suivant l'aptitude psychologique de l'enfant et sa bonne volonté, être adoptées pour des âges différents de ceux pour lesquels elles ont été décrites.

Le peep-show, en particulier, peut être utilisé chez un grand enfant.

Des épreuves d'audiométrie objective doivent être pratiquées. L'impédancemétrie permet, comme chez l'adulte (voir p. 46), de préciser objectivement si l'enfant entend les sons purs émis ou les bruits blancs, et d'évaluer approximativement le seuil. D'exécution facile et rapide, même chez le tout-petit, elle renforce et confirme les épreuves subjectives. Et la tympanométrie, que l'appareil permet de rechercher aisément, rend compte de la responsabilité de l'oreille moyenne dans l'hypoacousie.

Enfin, dans les cas difficiles, douteux, à réponses ininterprétables, l'électrocochléographie, les potentiels évoqués sont d'une remarquable précision et peuvent, le premier surtout, se pratiquer à partir de quelques mois.

E) A l'âge scolaire, tout trouble de la parole, de l'orthographe, un retard scolaire doivent entraîner un examen de l'audition comme du niveau mental. Un « balayage » des différentes fréquences à 20 dB environ au-dessus de la normale permet quand elles sont entendues de conclure à une audition normale. Sinon, on doit envisager des épreuves complémentaires.

Enfin, le recrutement est très difficile à dépister chez l'enfant. Les tests de Luscher et Fowler, le Sissi test déjà difficilement interprétable chez l'adulte ne le sont pas du tout chez l'enfant. Seul le test de Mezt (voir p. 50) a de la valeur.

Tous ces différents tests, répétons-le, sont à moduler suivant l'âge de l'enfant mais aussi en tenant compte de son état mental psychologique voire pathologique.

Evaluation de l'âge mental. — Par la mesure du quotient intellectuel ou QI possible dès les premières années de la vie, test de Gesell, test de Brunet Lézine, test de Termann Merril à partir de 2 ans. Le test de Mme Borel-Maisonny, remarquable car il ne fait pas appel au langage chez les sourds fatalement handicapés par les tests habituels, est praticable de 15 mois à 3 ans ; un autre test convenant jusqu'à l'âge de 5 ans renseigne utilement sur les possibilités psychiques.

Le test de Borelli Oléron, de même non verbal, à partir de 5 ans à 8 ans et beaucoup d'autres tests (test de Weschler pour sourds de 9 à 15 ans en particulier) peuvent être utilisés.

L'étude du langage est également capitale. Rudimentaire voire nul si la surdité est profonde, on doit, chez l'hypoacousique, étudier la compréhension de la parole par le sujet et son expression.

Là encore, les tests de Mme Borel-Maisonny donnent de précieux renseignements sur les phonèmes perçus et non perçus, venant compléter les diverses épreuves d'audition décrites.

Au terme de ces examens, on peut généralement affirmer qu'une surdité est à l'origine des troubles du langage et orienter dans ce sens le traitement, ou, à l'inverse, infirmer la responsabilité de l'audition dans les troubles présentés par l'enfant.

Mais, aussi, et plus que chez l'adulte, le siège et la

nature de la lésion sont souvent délicats à définir : la courbe osseuse est difficile à établir ; le recrutement impossible. En gros, on peut dire qu'une courbe horizontale à moins de 50 dB de perte correspond à une surdité de transmission, une courbe au-dessus de 60 dB de perte plongeant sur les aigus, à une surdité de perception. L'impédancemétrie en précisera la nature.

3. **Causes des surdités de l'enfant.** — L'interrogatoire des parents retrouve parfois la cause probable de la surdité : otites récidivantes de l'enfant, surdité familiale, méningite, mais souvent la cause est à rechercher.

A) Les surdités héréditaires sont liées à une anomalie d'un gène et sont fréquentes. Il faut distinguer :

— les surdités récessives, bilatérales, symétriques et fixes, stables ;
— les surdités dominantes, également bilatérales et symétriques mais d'apparition tardive et évolutive. Plus rares, représentant 10 % des surdités héréditaires, elles sont longtemps méconnues parce que partielles.

Elles sont souvent associées à une malformation d'un autre organe : rétinite pour l'œil, malformation crânienne (syndrome de Crouzon ou de Fransceschetti).

B) Les surdités congénitales dues à une maladie de la femme enceinte. On distingue :

a) Les embryopathies avant le 4e mois (l'œuf est particulièrement vulnérable, entre la 7e et la 10e semaine) : elles sont dues le plus souvent à une atteinte virale, rougeole, grippe, oreillons, mais surtout à la rubéole, la plus fréquente et bien connue.

Aussi, est-il souhaitable d'effectuer chez toute femme susceptible d'être enceinte de même qu'au titre d'examen prénuptial un sérodiagnostic de la rubéole.

En cas de déficience de l'immunité avec sérologie négative, il est conseillé de vacciner le sujet pour éviter au cours d'une grossesse ultérieure un risque d'atteinte auditive chez l'embryon.

b) Les fœtopathies surviennent après le 4e mois de la grossesse. Citons comme causes de celles-ci :

— les intoxications médicamenteuses ou autres, qui retentissent sur le fœtus comme sur la mère ;
— la toxoplasmose également.

C) A la naissance : l'audition de l'enfant peut être atteinte par l'anoxie (ou manque d'oxygène) due à un travail long, par un traumatisme obstétrical, un ictère nucléaire par incompatibilité de groupe sanguin rhésus.

D) Après la naissance : les causes sont analogues à celles de l'adulte.

Les surdités de transmission sont en général curables et améliorables et de diagnostic facile. Une surveillance des infections d'oreille dès l'enfance s'impose afin d'éviter récidives et séquelles retentissant sur l'audition.

Les surdités de perception sont de diagnostic beaucoup plus difficile et la cause en est souvent obscure : atteinte virale, méningite, intoxication, traumatisme sont possibles mais incertains. Plus de la moitié reste inexpliquée.

Quelle que soit la cause, une surdité de l'enfance doit être suivie régulièrement si possible par le même technicien et le même appareil. Dans l'ensemble, les surdités héréditaires sont le plus souvent stables, les surdités acquises de perception le sont généralement, les surdités de transmission s'améliorent sous l'effet des traitements.

4. **Traitement de la surdité infantile.** — A) Les traitements des surdités de transmission sont sensiblement les mêmes que ceux utilisés chez l'adulte.

Généralement, chez l'enfant, l'affection la plus courante entraînant une surdité de transmission est l'otite séreuse.

Elle impose, si les soins du nez, des sinus et l'ablation des végétations ne sont pas suffisants, la pose de drains transtympaniques laissés pendant des mois.

L'otite chronique de l'enfant, surtout si elle est cholestéatomateuse est souvent plus évolutive que celle de l'adulte et demande un traitement actif.

La malformation de l'oreille après bilan audiologique et radiologique sera très fréquemment opérable (voir p. 81).

En cas d'incidence sur le langage, si la surdité a été traînante et est en place depuis longtemps, une rééducation orthophonique peut être utile.

Si la scolarisation est perturbée de façon importante, on peut préconiser des cours particuliers de soutien pendant quelque temps.

La découverte de ce genre de surdité permet d'éviter les classes de perfectionnement ou de programme allégé dans lesquelles « on case » certains enfants en désespoir de cause.

B) La rééducation des surdités de perception dépend, nous l'avons vu, du niveau mental du sujet, mais aussi et on ne saurait trop y insister du milieu familial : l'intérêt que la famille porte à la rééducation du sourd et l'attention dont celui-ci est entouré jouent un rôle important. Elle dépend aussi évidemment de l'importance de la surdité que l'on évalue de la façon suivante quand une courbe audiométrique a pu être établie.

Le calcul se fait sur les fréquences conversationelles classiques adoptées par le BIAP 500, 1 000, 2 000 Hz. Toute fréquence non perçue est comptée à 120 dB de perte.

On additionne les valeurs en décibels et l'on divise la somme par 3 :

— audition normale ou subnormale : seuil inférieur à 20 dB ; aucune difficulté de perception de la parole ;
— déficiences auditives légères : seuil compris entre 20 et 40 dB ; les éléments de la parole courante ne sont pas tous identifiés.
— déficiences auditives moyennes : seuil compris entre 40 et 70 dB ; le seuil vocal se situe dans la zone d'intensité de la parole normale ;
— déficiences auditives sévères : seuil compris entre 70 et 90 dB ; seule, la parole de forte intensité est perçue ;
— déficiences auditives profondes ; seuil supérieur ou égal à 90 dB ; aucune parole n'est perçue.

Plus difficiles à rééduquer sont les sourds affectés de débilité mentale ou de troubles caractériels importants rendant vain, parfois, tout essai. D'autres, atteints de troubles neurologiques : paralysés, infirmes moteurs cérébraux, aphasiques ou aveugles, rendent toute réadaptation très compromise et parfois illusoire, mais elle doit toujours être tentée.

5. **Conséquences de la surdité infantile.** — Chez l'enfant, la surdité entraîne de nombreux troubles secondaires : la parole est, chez l'enfant sourd, déformée non seulement au niveau du timbre mais aussi de la hauteur, lui donnant ainsi une tonalité bien particulière. L'acquisition du langage est un problème crucial, car elle est à la base de toute communication, condition essentielle à l'intégration sociale.

La surdité retentit sur l'état affectif et émotionnel de l'enfant : l'enfant sourd est privé de la sensation rassurante qu'est la voix de sa mère, éprouve un sentiment d'isolement lié au fait d'être différent des autres. Cependant, l'enfant qui naît sourd n'est pas triste mais volontiers coléreux du fait de manque de compréhension entre lui et « l'autre ». Plus âgé, prenant conscience de son handicap, il peut présenter des troubles dépressifs, se décourager. Mais le sourd est psychologiquement normal, et ses retards ne doivent pas être assimilés à la déficience mentale.

Aussi, l'éducation doit-elle être précoce.

6. **La prothèse auditive est un facteur capital de la réadaptation du sourd.** — L'indication de la prothèse chez l'enfant ne peut être posée qu'une fois le diagnostic établi de façon précise et en toute certitude.

Il faut savoir qu'une prothèse auditive n'est pas un appareil miracle qui donne un niveau auditif normal dans une surdité profonde ou sévère. Une surdité profonde chez un enfant même appareillé restera toujours un handicap grave.

Aucune prothèse ne peut lui permettre de percevoir le monde sonore que connaissent les entendants. Il recevra de l'environnement des informations auditives plus ou moins nettes qu'il pourra utiliser, mais qu'il devra interpréter grâce à une éducation auditive :

— types d'appareils : il existe deux principaux types de prothèses comme pour l'adulte (voir p. 101) ;
— *appareil dit « à boîtier et à fils »* qui se porte dans une poche ou un petit sac attaché à la poitrine de l'enfant et dont deux écouteurs sont reliés à cet appareil par un fil en Y ; cet appareil ne possède qu'un seul microphone et ne donne aucune sensation auditive stéréophonique ;
— prothèse auditive dite *« contour d'oreille ».* Dans le cas d'un appareillage bilatéral, les deux microphones permettent d'obtenir une sensation auditive stéréophonique.

a) Les surdités légères ne sont justiciables d'un appareillage que si le seuil est au moins égal à 35 dB de perte et si l'amélioration ne peut être apportée par un quelconque traitement médical ou chirurgical — et surtout si elle entraîne un retard de langage ou scolaire.

b) Les surdités moyennes ou sévères impliquent tout d'abord une surveillance étroite en raison de la possibilité d'une surdité évolutive. Le début du port de la prothèse doit obligatoirement être accompagné d'une prise en charge orthophonique, surtout si l'enfant est déjà grand et ceci pour éviter les phénomènes de rejet et de perturbation.

Une surdité avec un trop grand décalage entre les fréquences graves et aiguës doit inciter à de nombreux essayages avant l'appareillage définitif.

c) Les surdités profondes demandent un appareillage puissant et à adapter le plus précocement possible s'il s'agit d'une surdité congénitale.

L'amplification doit être puissante. Un sourd profond à 80 dB de perte doit, pour percevoir la voix parlée, avoir un niveau de sortie à 120 dB soit pour une voix émettant à 50 dB une amplification de 70 dB. D'autre part, l'appareil ne doit pas être utilisé au maximum de sa puissance pour éviter les distorsions et doit souvent être comprimé dans son niveau d'amplification pour supprimer l'inconfort et éviter le rejet de la prothèse.

7. **Prise en charge de l'enfant sourd.** — L'éducation doit être précoce mais attendre cependant qu'une maturation physique, neurologique et mentale soit établie.

Avant 3 ans, il est capital de motiver l'enfant à la communication avec autrui, à se servir de ses restes auditifs, lui apprendre à écouter et à faire une différence entre bruit et absence de bruits, l'introduire dans le monde sonore.

La prothèse, dans le cas d'une surdité sévère dépistée précocement, doit être utilisée au début de la prise en charge.

L'éducation auditive doit viser à faire accepter la prothèse comme faisant partie du corps et introduisant au monde sonore.

Une éducation rythmique associée à des stimulations acoustiques aidera l'enfant à avoir une idée sur la fréquence et l'intensité des sons.

On fera appel aux autres sens — appareils qui transforment le son en phénomène visible, perception tactile de vibration sur des appareils de rééducation.

L'éducation auditive doit donner à l'enfant envie de parler et d'entendre.

La guidance parentale doit accompagner l'éducation auditive. Les parents doivent se sentir concernés par le handicap de l'enfant et ne pas abandonner à l'orthophoniste seul l'éducation auditive. Ils doivent se comporter « naturellement » avec l'enfant, lui parler, l'amener à comprendre qu'il se passe quelque chose « autour de la bouche » et favoriser la lecture labiale.

L'enfant sourd doit être ainsi pris en charge par toute la famille qui est un facteur essentiel de réussite.

Après 3 ans, se pose la question de l'entrée à l'école maternelle. Elle peut se faire soit dans le cadre de l'intégration dans des établissements scolaires normaux mais accueillant des déficients auditifs, l'institutrice se maintenant en contact avec l'orthophoniste du centre d'éducation précoce.

S'il s'agit d'une surdité partielle, l'enfant ne comprendra pas tout et doit être aidé par une éducation orthophonique externe à laquelle la mère est associée. Il est possible qu'à l'âge scolaire (6 ans) il puisse continuer la fréquentation d'une école normale tout en poursuivant une rééducation spéciale.

Si la surdité est profonde, l'éducation en milieu spécialisé est le plus souvent nécessaire — de préférence en externat. Un professeur spécialisé dans l'éducation des sourds s'adressant à un petit nombre d'enfants les exerce à l'audition, la perception, l'intonation, l'articulation des mots et à la lecture labiale. Cette éducation se fait collectivement grâce à une table d'écoute et une boucle magnétique ; le professeur parlant dans un microphone, chaque enfant est branché sur sa propre table : le bruit de fond est ainsi minime, la qualité acoustique et l'amplification bonnes. Les prothèses individuelles sont conjointement utilisées.

Les deux modes d'éducation peuvent d'ailleurs coexister ou se succéder. Un enfant retardataire parmi les entendants pourra bénéficier d'une éducation spécialisée partielle ou totale qui peut n'être pas définitive.

Le langage du sourd profond reste généralement

imparfait. Il est mal compris par les entendants, vite lassant et le sourd, lui, comprend mal. Aussi, entre eux, les sourds ont volontiers recours à une aide gestuelle voire même à un langage entièrement gestuel bien compris par eux, rapide et efficace. Associé à la lecture labiale, ce langage gestuel peut donner une compréhension des idées mais reste incommunicable aux non-initiés.

L'enfant qui devient sourd peut perdre le langage acquis si la surdité intervient précocement. De toute façon, la parole se dégrade dans le timbre et la modulation. Il faut conserver et développer ce qui reste de langage comme pour un sourd de naissance.

Théoriquement, un sourd sévère ou profond est psychologiquement apte à faire des études comme l'entendant. En fait, cela dépend de son acquisition du langage qui n'est pas toujours parallèle à l'importance de sa surdité, de ses qualités intellectuelles et plus encore peut-être de son caractère, de son énergie, de sa ténacité et de ses motivations.

Le plus grand nombre s'orientent (ou sont orientés) vers des métiers où la parole n'est pas essentielle, demandant seulement une bonne lecture labiale, un langage compréhensible. L'artisanat offre au sourd de possibles et libres débouchés.

Notions administratives pratiques en cas d'une surdité :

1) Demande d'entente préalable pour la fourniture d'un appareil correcteur de la surdité ; elle est à remplir par le médecin prescripteur sur le volet n° 1 avec tracé de la courbe audiométrique tonale et vocale et à adresser pour demande d'accord au centre de Sécurité sociale.

Le volet n° 2, après essai de prothèse, est à remplir par l'audioprothésiste. Le gain prothétique doit y apparaître.

2) Après remboursement par la Caisse primaire d'Assurance Maladie, une prestation extralégale peut être demandée par l'intermédiaire d'une assistante sociale déléguée à la mairie et

faisant partie de la Caisse primaire d'assurance Maladie. Cette prestation tient compte des revenus et niveau de vie de la famille.

3) Après certificat médical délivré par le médecin traitant demandant une prise en charge à 100 %, la CPAM doit accorder cette prise en charge pour tout enfant dont les soins nécessitent un traitement coûteux et prolongé.

4) Allocation d'éducation spéciale (AES) : c'est une prestation familiale inscrite au livre V du Code de la Sécurité sociale. Elle est régie, en conséquence, par les règles communes en la matière.

L'ouverture du droit à l'AES est subordonnée :

— à des conditions relatives aux parents (résidence, activité professionnelle, conditions de charge effective et permanente de l'enfant), et :

— à des conditions relatives aux enfants (âge, non-placement en internat) (chap. Ier de la circulaire n° 36 du 30 septembre 1976, ministère de la Santé, du Travail et de l'Agriculture).

5) La carte d'invalidité : le taux d'invalidité est fixé selon un barème par la Commission départementale d'Education spéciale (CDES).

Placement scolaire. — Devant un placement difficile à réaliser selon les voies normales, les parents peuvent adresser une demande écrite à la Commission d'Education spéciale de leur département qui instruite du dossier se chargera d'aider la famille à trouver un établissement adéquat.

QUELQUES ADRESSES

Confédération nationale des Sourds de France, 33, rue de la Roquette, 75011 Paris (tél. 355.08.88).

Union nationale pour l'Insertion sociale du Déficient auditif (UNISDA), 33, rue de la Roquette, 75011 Paris (tél. 355.08.88).

Bureau de Coordination des Associations de Devenus Sourds et de Mal entendants (BUCODES), 33, rue de la Roquette, 75011 Paris (tél. 355.08.88).

Association nationale des Parents d'Enfants déficients auditifs (ANPEDA), 37, 39, rue Saint-Sébastien, 75011 Paris (tél. 355.20.53).

Association nationale pour les Sourds-aveugles. Permanence, 37, 39, rue Saint-Sébastien, 75011 Paris (tél. 355.20.25).

Information-Documentation sur la Déficience auditive (IDDA), 38, boulevard Raspail, 75007 Paris (tél. 548.90.13, poste 45).

Association Réadaptation et Défense des Devenus Sourds (ARDDS), 12, rue de Rambouillet, 75012 Paris.

BIBLIOGRAPHIE SOMMAIRE

A. GRIBENSKI, *L'Audition*, « Que sais-je ? ».
J.-J. MATRAS, *Le son*, « Que sais-je ? ».
René CHOCHOLLE, *Le bruit*, « Que sais-je ? ».
M. et Cl. PORTMANN, *Précis d'audiométrie clinique*, Masson édit., « Livre fontamental ».
APPAIX et DECROIX, *La prothèse auditive*, 1974, Arnette.
Les méthodes nouvelles d'exploration fonctionnelle en otologie, Soc. franç. ORL 80, Arnette.
Les surdités professionnelles, 1952, Congr. soc. franç. ORL, Arnette.
Cl.-H. CHOUARD, *Entendre sans oreille*, Laffont éd.
Encyclopédie médico-chirurgicale, 110, boulevard Saint-Germain, Paris 5e.
OLIVIER, *Les mesures d'impédance en audiométrie*, cahiers de la CFA, boulevard Hausmann, 1971.
Précis d'impédancemétrie, éd. SOP, 23, rue Cauchois, 95170, Deuil-la-Barre.
L'enfant sourd, éd. SOP, Maloine édit.

TABLE DES MATIÈRES

Imprimé en France
Imprimerie des Presses Universitaires de France
73, avenue Ronsard, 41100 Vendôme
Décembre 1982 — N° 28 040